MENSONGES, RÉGIME DUKAN ET BALIVERNES

Dr Jean-Philippe Zermati
Dr Gérard Apfeldorfer

MENSONGES, RÉGIME DUKAN ET BALIVERNES

Odile Jacob

15, rue Soufflot, 75005 Paris

www.odilejacob.fr

ISBN : 978-2-7381-2839-3

Introduction

Si nous avons décidé d'écrire un livre tout spécialement consacré à Pierre Dukan, c'est tout d'abord en raison d'un pouvoir de nuisance de sa méthode exacerbé par les moyens de communication modernes. De grâce, arrêtons le carnage !

En faisant apparaître au grand jour les ressorts cachés de la méthode, nous espérons ouvrir les yeux de nos lecteurs sur tous les régimes amaigrissants.

Nul mieux que le docteur Dukan ne sait utiliser toutes les ficelles de l'amaigrisseur, mélanger habilement les arguments pseudo-scientifiques et les méthodes d'influence, afin de tenir les individus en détresse à sa merci.

Pouvons-nous alors le laisser dire, le laisser agir en conservant le silence ? Nous qui passons notre temps, dans nos cabinets, à récupérer des personnes en miettes, ayant perdu toute estime d'elles-mêmes, qui ne savent plus par quel bout on tient sa fourchette, dont l'obésité s'est aggravée ? Nous avons décidé que non.

Le docteur Dukan se présente comme un découvreur, celui qui réussit là où tous les autres échouent. Fort du succès commercial de sa méthode, qu'il nous présente comme novatrice, il cherche à en renforcer les fondations en nous convainquant de son assise scientifique. Et même, depuis peu, le docteur Dukan voit plus grand encore : il veut sauver la France, puis l'Europe, puis le monde de l'obésité galopante qui les guette.

Le docteur Dukan ne représente-t-il pas autre chose que l'avatar d'une longue série de best-sellers diététiques, qui débute dès le XVIIIIe siècle avec Thomas Short, en Angleterre, et se poursuit aujourd'hui avec une pléthore de régimes amaigrissants, tous plus fantaisistes les uns que les autres (régime Scarsdale, régime soupe aux choux, régimes hypocaloriques avec comptage à l'infini...).

Tous ces régimes amaigrissants fonctionnent sur le même modèle : ils ressemblent à une guerre éclair, une blitzkrieg, durant laquelle, au départ, tout paraît facile et où on remporte victoire sur victoire. Les kilos tombent les uns après les autres, sans opposer de grande résistance. Quoi, ce n'est que cela ? La réussite est-elle donc si facile ?

On occupe alors le terrain, croyant le succès assuré. Mais qu'est-ce donc là ? De petites poches de résistance réapparaissent, les guérilleros que l'on croyait morts ou enfuis déterrent peu à peu leurs armes, piègent les routes, montent des embuscades. On comprend alors qu'il faudra occuper le terrain en permanence, que le moindre relâchement, la moindre reculade sonneront l'heure de la défaite.

Mais voilà : d'autres affaires nous occupent, et cette guerre d'usure mobilise chaque jour davantage d'énergie, coûte cher, en hommes, en munitions, et nous semble de plus en plus insupportable. Nous finissons par lâcher du lest, laisser quelques kilos revenir s'installer. Puis encore quelques kilos, jusqu'à ce que nous comprenions que nous sommes en train de perdre la partie, qu'en fait elle est déjà perdue, que notre victoire n'était qu'illusion. C'est la débâcle.

Nous montrerons dans cet essai que le régime Dukan, comme tout régime amaigrissant, est une victoire à la Pyrrhus, qui se transforme immanquablement en défaite au bout de quelques mois, quelques années pour les plus résistants. Nous montrerons en quoi le discours du docteur Dukan n'est en rien de nature scientifique, quels sont les ressorts réels de sa méthode, et en quoi elle est nocive pour le « gros* » comme il se plaît à désigner les personnes en surpoids. Si cet opuscule décourage ne serait-ce qu'une personne (ou deux) de s'engager dans cette voie, nous estimerons ne pas avoir perdu notre temps.

---

* Dans tout le texte, l'expression *gros* entre guillemets fait référence aux personnes en surpoids, ainsi que les nomme Pierre Dukan.

CHAPITRE 1

Une méthode « unique au monde » : l'imposture*

De l'art de se faire passer pour un grand médecin novateur

Partout où il le peut, Pierre Dukan proclame qu'il « propose la seule méthode au monde à posséder un authentique plan concret et structuré de consolidation puis de stabilisation[1] ». Sa méthode serait si efficace que ne pas le faire savoir serait selon lui « une non-assistance à personne en danger[2] ». Il n'aurait été « ni moral ni citoyen de l'utiliser pour [son] seul usage[3] ».

---

* Tout au long du livre, et sauf mention contraire, les textes entre guillemets sont des citations de Pierre Dukan extraites de ses deux ouvrages : *Je ne sais pas maigrir*, Paris, J'ai Lu, 2011, et *Lettre ouverte au futur président de la République*, Paris, Le Cherche Midi, 2012.

Pour en juger, livrons-nous ensemble à l'examen de cette méthode « unique au monde », cette « terre promise » fondée sur « un quatuor de régimes successifs[4] ».

LA PHASE D'ATTAQUE : MANGER SELON LA VOLONTÉ DU DOCTEUR DUKAN

Le premier régime, la phase d'attaque, « courte et foudroyante », repose sur la consommation exclusive d'une liste d'aliments protéinés en quantité illimitée. C'est la « période conquérante » durant laquelle on doit mettre en place la « machine de guerre », le « bulldozer[5] » destiné à écraser toute résistance. Elle dure entre trois et dix jours et promet une perte de poids de 1 à 5 kilos.

Le « mot d'ordre est donc simple et non négociable : tout ce qui est mentionné dans la liste [...] est à vous et totalement à vous, ce qui ne s'y trouve pas n'est pas à vous[6] ». Au moins les choses sont claires, on ne discute pas avec le docteur Dukan ! Cette liste se compose d'une sélection limitée d'aliments protéinés pauvres en graisses, de 1,5 litre de liquide et de 1,5 cuillerée à soupe de son d'avoine par jour. La cuisson de ces aliments s'effectuera par toute méthode excluant un ajout de matières grasses.

Divers adjuvants et condiments pourront être utilisés pour agrémenter le régime. On trouvera des recueils de recettes dans les différents ouvrages et sites Internet du docteur Dukan. En résumé, il s'agit ni plus ni moins de manger en quantité illimitée un nombre limité d'aliments protéinés décidés par Monsieur Dukan.

Le son d'avoine, présenté comme une pièce maîtresse de l'édifice dukanien, est destiné à pallier les insuffisances du régime. Il permettra tout à la fois de réduire l'appétit, augmenter le rassasiement, apaiser les frustrations consécutives à la privation de féculents, farineux et céréales, et même prévenir les envies compulsives d'aliments sucrés. Au point qu'on pourra le proposer aux boulimiques comme un « formidable outil de défense[7] », qu'elles pourront consommer sans limitation au moment de leurs crises et sans apport d'aucune calorie. Tant qu'à se gaver, autant le faire avec de l'avoine ! Il suffisait d'y penser.

L'efficacité de la perte de poids des premières phases du régime repose sur le respect de deux puissantes recommandations. D'une part, il est fortement conseillé de ne jamais sauter de repas. Le secret consiste en effet à « manger beaucoup » des aliments autorisés pour ne surtout jamais avoir faim. Et il est même nécessaire de « manger préventivement, avant que la faim survienne » pour ne pas succomber à la tentation, notamment d'« aliments de pure gratification », riches et sucrés, « à forte charge émotionnelle[8] ».

D'autre part, les écarts sont quant à eux tout simplement bannis. « Sachez aussi que le moindre écart, le moindre franchissement de frontière, aussi minime soit-il, agit à la manière d'une piqûre d'aiguille sur un ballon de baudruche. Écart apparemment bénin mais qui suffit à vous faire perdre le bénéfice de cette précieuse liberté de manger sans aucune limitation[9]. »

Nous verrons plus loin, combien les deux bottes secrètes du docteur Dukan sont aussi extrêmement efficaces pour dérégler profondément le bon fonctionnement du comportement alimentaire.

LA PHASE DE CROISIÈRE : L'ÉPREUVE DE LA VOLONTÉ

Le deuxième régime, la « phase de croisière », est celui qui « doit mener d'un seul tenant jusqu'au poids désiré[10] ». Elle consiste à alterner un jour sur deux le régime d'attaque avec un nouveau régime mélangeant les aliments protéinés les plus pauvres en graisses avec les légumes verts les plus pauvres en sucres. Comme précédemment, la consommation est autorisée à volonté. Mais c'est le régime d'attaque qui reste le moteur de la perte de poids. Donnant ainsi à la courbe de poids une « allure syncopée, une série de conquêtes suivies de repos ». La perte de poids prévisible est de 1 kilo par semaine. Ainsi, sauf difficultés particulières, on peut espérer perdre 20 kilos en vingt semaines.

Toutefois, durant cette période, la perte de poids est plus lente. C'est alors, prévient le docteur, que « les volontés les mieux trempées finissent par s'éroder, les tentatives longtemps repoussées, les invitations différées se font plus insistantes ». Cela, conjugué aux bénéfices de la perte de poids, entraîne le classique argument du « pour une fois » avec le « risque de s'endormir sur ses lauriers, stagner et finir par abandonner son pari[11] ». Attention, le plan Dukan n'est pas fait pour les chiffes molles ! Il y a dès lors trois manières de réagir. Vous pouvez « abandonner le régime et sombrer avec complaisance dans des comportements revanchards et compulsifs mais un profond sentiment d'échec vous attend ainsi qu'une reprise de poids très rapide et un dépassement fréquent du poids initial ». Vous pouvez encore « vous ressaisir et [...] revenir fermement au régime de départ et tenir jusqu'à atteindre l'objectif fixé ». Ou encore, vous pouvez vous « sentir incapable d'aller plus loin mais tout faire pour conserver au moins le fruit de [votre] effort et [...] passer directement à la phase de consolidation[12] ».

C'est aussi au cours de cette phase d'amaigrissement que les vieux démons peuvent resurgir et ralentir la perte de poids. Pour certaines personnes naturellement prédisposées au surpoids, à moins d'indication formelle à la perte de poids (diabète, arthrose sévère ou une raison personnelle impérative[13]), il est préférable de ne pas insister et d'attendre des jours meilleurs qui permettront de reprendre ses efforts jusqu'à atteindre le poids initialement fixé. D'autres personnes, comme le déplore le docteur Dukan, « peu motivées ou à faible volonté[14] » seront tentées par l'abandon. Mais un entourage pressant et une aide soutenue pourront leur faire espérer une perte complémentaire d'encore 5 kilos en cinq semaines avant de passer en urgence en phase de consolidation puis de stabilisation définitive. D'autres encore, victimes d'un parcours semé de « mauvais régimes » ont pu développer une résistance à l'amaigrissement. Elles ne doivent pas se décourager : le plan Dukan viendra à bout de toutes leurs résistances. Si elles ont la volonté de s'accrocher, elles perdront leurs 20 kilos en six mois au lieu de cinq. Et puis viennent enfin les femmes malmenées par les difficiles périodes hormonales de la vie génitale. Mais qu'on se rassure : c'est parmi elles que « l'on trouve les lutteuses les plus déterminées et les plus acharnées, celles dont on peut être assuré qu'elles iront jusqu'au bout de leur entreprise et par tous les temps[15] ». Grâce à « une attente armée, » celles-là mettront un an tout au plus pour atteindre leur objectif au lieu des cinq mois attendus.

LA PHASE DE CONSOLIDATION : LE PLAISIR AU PRIX DE LA RÉDEMPTION

La troisième phase consiste à consolider le Juste Poids. Maintenant, vous « voilà parvenus, soit au poids idéal, soit au poids accepté et fixé en début de régime », soit, pour les moins motivés ou les moins volontaires, « au poids de résignation accepté comme un pis-aller ou une demi-victoire[16] ».

À ce stade, l'organisme dont « on a pillé les réserves » n'a plus qu'une seule volonté : regrossir et « reconquérir ses graisses perdues ». Pour cela, il dispose de trois moyens : augmenter ses sensations de faim, réduire ses dépenses énergétiques et augmenter le rendement énergétique des aliments. Ce n'est donc pas le moment de mollir. Mais heureusement, selon les observations personnelles du docteur Dukan, cette résistance du corps ne dure pas plus de dix jours par kilo perdu. 10 kilos perdus, cent jours de consolidation ! « Et au bout du tunnel », le régime de stabilisation attend de faire son œuvre. Nous voilà rassurés !

La phase de consolidation se caractérise par trois mesures simples. Tout d'abord, la réintroduction progressive de quelques aliments plus riches en gras et en sucres (150 grammes de fruits par jour – en réalité, seulement les moins sucrés –, 2 tranches de pain complet, une portion de fromage de 40 grammes, 200 grammes de féculents deux fois par semaine). Après avoir sévèrement condamné toutes les méthodes reposant sur un décompte des calories, le docteur Dukan autorise une petite entorse à ses principes fondamentaux. Ensuite, l'obligation de pratiquer deux repas de gala chaque semaine, car le plaisir, voyez-vous, est nécessaire. Deux fois par semaine, vous pourrez manger tout ce que vous voulez : apéritif, entrée, plat, fromage ou dessert et un verre de vin. « Servez-vous copieusement et ne vous resservez jamais. » Mais surtout jamais plus de deux repas de gala par semaine. Car ayant largement ouvert une porte, « aurez-vous le courage de la refermer, ou serez-vous de ceux qui, au réveil et sur leur lancée, ne pourront s'empêcher de tartiner leur pain d'une épaisse couche de confiture[17] ? » Nous verrons bien de quel acier vous êtes trempé. Et, enfin, le jeudi protéiné. Le jour J, celui de la rédemption. C'est « le moteur et le cran de sécurité de votre régime de consolidation. [C'est] le seul moment astreignant de votre semaine, mais c'est le prix à payer pour contrôler la situation jusqu'à ce que la tempête se calme. [...] ce prix n'est pas négociable. Faites cette journée parfaitement, ou ne la faites pas, car ce serait en pure perte. [...] Vous êtes donc seul concerné par l'efficacité de cette mesure. Ne l'oubliez pas[18] ». En somme, vous aurez compris que si le régime du docteur Dukan échoue, vous en serez les seuls responsables.

LA STABILISATION : LA LIBERTÉ SURVEILLÉE

La dernière phase, dite de stabilisation définitive, se caractérise par une liberté alimentaire totale, ponctuée de trois mesures phares qui tiennent un rôle constant de rappel à l'ordre. Toujours bien sûr le jeudi protéiné, qui constitue « un lien de protection et de sympathie rattachant en pensée et en acte » le maître à ses adeptes afin de leur rappeler l'héroïque « combat qu'ils ont mené ensemble ». Le jeudi a été fixé par le docteur lui-même. Car « rien n'est plus difficile pour un gros que d'avoir à choisir lui-même le moment de son épreuve ». « Le caractère imposé et non négociable de cette journée de rédemption » est destiné à « contenir les diverses bavures de la semaine[19] ». « [...] cette journée devra être suivie parfaitement, car une seule défaillance ou erreur altérant son efficacité menacerait la solidité de tout l'édifice[20]. » Ensuite le refus de l'ascenseur qui permettra de tester la détermination à ne plus grossir. Choisir l'ascenseur serait « signer le début d'un relâchement qui ne [pourrait] que s'étendre ». Et, *last but not least*, chaque fois que l'adepte touchera la rampe d'un escalier, il « adressera un clin d'œil » à son docteur pour lui signifier combien il croit à son plan, dans lequel il aura « inject[é] sa modeste part d'investissement », sans laquelle tout serait « voué à l'échec[21] ». Pour le cas, bien sûr, où vous seriez tenté d'oublier à qui vous devez véritablement votre salut. Et enfin, bien sûr, celle qui est « tout simplement une gourmandise[22] », ne pas oublier la consommation à vie des 3 cuillerées à soupe de son d'avoine. On y croit très fort !

Pour faciliter la stabilisation définitive, recettes de cuisine et exercices physiques sont abondamment présentés dans les ouvrages et sites Internet du docteur.

1970 : LE RÉGIME D'ALBERT-FRANÇOIS CREFF

« Vous n'allez pas suivre un régime mais trois régimes. L'un pour maigrir, un autre pour vous stabiliser et un dernier que vous garderez votre vie entière pour ne pas regrossir. En plus de ces trois régimes vous prendrez chaque jour de votre vie deux pilules qui ne s'achètent pas en pharmacie. Une pilule de volonté et une pilule d'activité physique. » Voici le credo que le professeur Albert-François Creff répétait à tous ses patients à la fin de leur première consultation quand il les recevait à Paris dans son service de nutrition de l'hôpital Saint-Michel. Le docteur Zermati a lui-même prescrit ces régimes pendant tout le temps où il a collaboré avec ce médecin remarquable et humaniste, précurseur des années 1970, qui contribua à faire entrer l'obésité dans le champ de la recherche médicale. Il a cependant décidé de les abandonner, après douze ans de pratique, pour des raisons qui seront exposées dans cet ouvrage. Il en parle donc en connaissance de cause.

Voici en quoi consistaient ces régimes. Les passages qui suivent sont fidèlement extraits de son livre *Obésité* paru en 1979 aux éditions médicales Masson.

Le régime de base reposait sur un double concept. D'une part, la possibilité de manger à volonté pour calmer sa faim et assouvir son appétit. D'autre part, la sélection minutieuse d'aliments jugés non grossissants permettant de satisfaire la satiété. On reconnaît le principe dukanien « novateur » qui consiste à manger en quantité illimitée un nombre limité d'aliments protéinés. Le régime, quant à lui, sera riche en protéines et en fibres pour calmer convenablement la faim. Et pauvre en sucres, en graisses et en alcool pour assurer l'amaigrissement.

Les aliments seront répartis en trois catégories. Les premiers seront consommés à volonté pour satisfaire les appétits les plus solides : viandes, volailles, poissons, fruits de mer, abats, laitages écrémés, légumes verts… Les seconds seront autorisés en quantité très limitée mais obligatoire : quelques fruits, corps gras, féculents et aliments protéiques comme le jambon et les œufs. Enfin, les troisièmes seront… tous les autres ! Inspirant ainsi le principe cher à Dukan selon lequel tout ce qui n'est pas autorisé est simplement interdit.

Pour A.-F. Creff, cette notion d'aliments interdits présente le grand avantage d'éviter tout risque de dérapage inutile. En effet, pour lui, faire comprendre qu'il n'existe pas de petits écarts de régime constitue l'une des clés d'un amaigrissement réussi. Comme dirait notre ami Dukan, « laisser la possibilité de consommer des aliments gras ou sucrés serait laisser entrer le loup dans la bergerie ». A.-F. Creff considérait que le *bon déjeuner du dimanche* en famille ferait perdre le bénéfice de la semaine. Selon le principe que les petits ruisseaux font les grandes rivières, l'accumulation de petits écarts finit par rendre le régime inefficace et anéantir les efforts antérieurs.

Une autre erreur majeure serait de laisser à la personne la possibilité d'avoir faim. Maigrir demande certes des restrictions, mais uniquement dans le choix des aliments, pas dans la quantité globale et surtout pas dans le nombre de repas. Il est donc fortement déconseillé de sauter des repas car, en définitive, le meilleur moyen de ne pas avoir faim est de manger avant même d'avoir faim. Tiens, ne serait-ce pas là le fameux secret du docteur Dukan ? Comme quoi, les grands esprits se rencontrent !

Une autre cause des rechutes réside dans le fait que la personne obèse subit son régime et qu'elle ne réapprend pas à faire de la cuisine. Elle se laisse enfermer dans le carcan de la monotonie et de la tristesse d'un régime uniforme. C'est pourquoi

A.-F. Creff publia en 1979 un livre de recettes de cuisine intitulé *Gastronomiser la diététique* qui enseignait la préparation et la cuisson des aliments autorisés par toute méthode excluant l'ajout de matières grasses et incluant l'utilisation de divers condiments, herbes, aromates et épices. De son côté, Pierre Dukan a publié *Les Recettes Dukan*, *La Pâtisserie Dukan*, *L'Intégrale des recettes Dukan*[23]…

Enfin la prescription de mucilages, les ancêtres du son d'avoine, sera largement préconisée car ils possèdent la propriété de multiplier leur volume par cinq dans l'estomac. Et donnent ainsi une sensation de plénitude gastrique et de rassasiement qui peut faciliter une certaine restriction alimentaire.

On voit que les premières phases des régimes Creff et Dukan s'avèrent étrangement semblables. Tous deux font appel à la notion d'aliments protéinés autorisés en quantité illimitée, à l'interdiction du moindre écart, à la prévention de la faim en mangeant avant d'avoir faim, à la gastronomisation de la diététique et bien sûr à la prescription des mucilages ou du son d'avoine. Étonnante ressemblance, non ?

Mais mieux encore, le « régime alterné » du professeur Creff semble lui aussi avoir furieusement inspiré le « régime de croisière » de Pierre Dukan.

Le régime alterné permet d'atteindre le poids initialement fixé et consiste à alterner le régime de base avec un régime strictement protéiné. Comme l'annoncerait le grand novateur Dukan avec son régime de croisière, il permet d'atteindre d'un seul tenant le Juste Poids. L'alternance pourra s'effectuer selon le rythme d'un repas sur deux ou d'une semaine sur deux. Cela afin de contourner les résistances de l'organisme qui, soumis à une restriction calorique, s'en défend en réduisant sa dépense énergétique, ce qui limite d'autant l'efficacité du régime de base et ralentit ainsi la perte de poids. Mais, comme l'assure notre ami Dukan, avec un peu d'imagination, une telle alimentation peut devenir parfaitement acceptable, pour ne pas dire goûteuse. On finirait même par y prendre du plaisir.

Le régime de stabilisation du professeur Creff, comme le régime de consolidation de Pierre Dukan, commence dès que le poids souhaité est atteint. Selon le professeur, il demande au patient une grande vigilance, un peu de volonté et de discipline et quelques encouragements. Dukan ne dit pas mieux ! Cette période durera entre deux et trois mois. Le principe consiste à réintroduire chaque semaine un des aliments supprimés pendant le régime amaigrissant. On réintroduit par exemple successivement 1 fruit par jour, puis 3 portions de féculents par semaine, puis 30 grammes de fromage par jour, puis 1 cuillerée à soupe d'huile par jour, puis 1 verre de vin par jour…

Pour le professeur Creff, cette période de stabilisation est véritablement capitale, plus importante même que la période d'amaigrissement. Le patient doit être informé que l'important n'est pas tant de perdre du poids que de réapprendre à manger, car lorsque le poids d'équilibre a été une fois déréglé, il reste vulnérable. Ce que nous rappelle aussi instamment Pierre Dukan : votre prise de poids est désormais, « telle une information mémorisée dans un ordinateur, inscrite dans votre disque dur et n'en sortira plus[24] ».

Quant au régime d'entretien du professeur Creff, il succédera au régime de stabilisation et sera poursuivi à vie. Il est fondé sur une alimentation diversifiée respectant à chaque repas l'équilibre suivant : 4 portions de glucides, 2 portions de protéines et 1 portion de lipides. En son temps, le célèbre « 421-GPL » constitua l'équilibre alimentaire des sportifs de haut niveau participant aux différentes épreuves olympiques depuis Mexico jusqu'à Albertville. Pour A.-F. Creff, les seules chances d'une stabilisation réussie ne pouvaient reposer que sur la triple prescription des principes hippocratiques : la diététique et la gastronomie, l'activité physique et la psychothérapeutique. Il fournissait donc dans ses ouvrages des outils permettant de progresser dans chacun de ces domaines. Sur le dernier point, il avait notamment développé, avec l'aide de Jeanne Creff, une technique de gestion des émotions, appelée « globalisme ».

Pour finir, A.-F. Creff expliquait en six points les principales causes de rechute.

1. L'explication chronologique. On n'intervient jamais assez tôt sur une obésité ou un surpoids. On sait quand elle commence, mais on ne sait jamais quand elle finit. On retrouve ici les idées « innovantes » chères à Pierre Dukan, qui propose la création d'une « Option Poids d'Équilibre au bac (OPEB) ». Il suffirait pour cela de soumettre l'élève à six pesées en deux ans et de suivre « six modules d'une heure, trois par année, pour [le] former à la nutrition opérationnelle, la cuisine et l'activité physique ». Au final, ceux qui auraient perdu 100 grammes par trimestre pendant huit trimestres pourraient bénéficier de points supplémentaires. On ne leur demanderait qu'« une simple preuve de bonne volonté[25] ». Eh oui, c'est tellement simple !

2. L'explication iatrogénique. La prise de médicaments amaigrissants. Celle-ci est également dénoncée

par Pierre Dukan qui accuse les médecins d'avoir utilisé pendant plusieurs années toutes sortes de traitements afin de masquer l'impuissance des régimes basses calories. Soulignons à cette occasion que le docteur Dukan doit aujourd'hui s'expliquer pour avoir prescrit le Mediator à certains de ses patients[26]...

3. L'explication psychologique. Manger, c'est plus que manger. On mange aussi pour rechercher une satisfaction, une compensation à une frustration, à un besoin d'ordre psychologique qui n'a pu être satisfait. Quand on ne peut s'entourer d'amour, on s'entoure de graisse. On retrouve ici l'inspiration de la rhétorique dukanienne qui nous explique qu'« un régime s'adresse à quelqu'un qui a eu un besoin de surconsommer et de grossir pour s'apaiser. [...] Il faut impérativement aplanir sa route, réduire les frustrations qui le taraudent et intensifier les gratifications qui lui manquent[27] ». Dans ce domaine, il faut bien reconnaître que le docteur Dukan a pris une sérieuse avance sur tous ses concurrents : le « gros » trouvera son salut grâce au « projet pour la France » qui verra l'avènement d'une « économie du bonheur[28] ». Pas moins !

4. L'explication dynamique. L'activité physique doit être prescrite à tous et le plus tôt possible, disait

le professeur Creff qui poursuivait : « Nous prescrivons 3 pilules de sport par jour. Malheureusement, pour nombre de nos contemporains, il apparaît plus difficile de faire un pas de plus qu'une bouchée de moins »... ou, comme dirait Pierre Dukan, de prendre l'ascenseur plutôt que les escaliers !

5. L'explication diététique. Pour le professeur Creff, maigrir demande des restrictions, c'est vrai, mais uniquement dans le choix des aliments, pas dans la quantité totale. Les calories ne comptent-elles donc plus ? Si, bien sûr, mais mieux vaut les choisir que les compter ; car, plus qu'une maladie du savoir manger, l'obésité est une maladie du savoir choisir. N'est-ce pas là très exactement le credo résolument « novateur » de Dukan ? « L'efficacité de ce régime est donc tout entière liée à la sélection des aliments. [...] en suivant ce régime, vous n'êtes plus dans le système des calories mais dans celui des catégories. Vous n'avez donc nul besoin de compter mais de rester à l'intérieur de ses frontières. Mais si vous sortez de la liste des aliments autorisés, vous n'avez plus droit aux quantités[29]. » On ne peut que se demander de Creff ou de Dukan quel est celui qui parle !

6. L'explication gastronomique. Réapprendre à manger, c'est aussi réapprendre à faire de la cuisine. La diététique n'est pas du tout incompatible avec

les joies de la table. D'ailleurs, nous dit Creff, une nouvelle cuisine est née qui, il l'espère, contribuera à sortir la cuisine traditionnelle des concepts hautement glucido-lipidiques, trop gras et trop sucrés, de la fin du XIXe siècle. Il nous faut donc apprendre à gastronomiser la diététique. Quant à Dukan, fidèle à ses projets de grandeur, il propose « l'enseignement d'une vraie cuisine de combat contre le surpoids, [...] une cuisine de guerre pour maigrir[30] ». Une restauration de résistance au surpoids avec « la création d'une grande chaîne internationale [...] de combat aussi impliquée dans son dessein et sa finalité[31] ». Avec par exemple, un sandwich « Mac Du » qui serait vendu dans tous les McDonald's de la planète !

PÂLE COPIE

Au terme de cette revue, il n'est guère possible d'ignorer les similitudes fondamentales des deux approches. Même support théorique, même procédure, même méthodologie, même rhétorique sur la volonté, la souffrance de l'obèse et le caractère supportable des efforts demandés. Cependant, A.-F. Creff a développé sa méthode vers le début des années 1970. Décédé en 1989, il aurait aujourd'hui presque

90 ans. Il a enseigné son savoir à des centaines d'étudiants et de médecins. S'inspirer de plus grand que soi n'est pas démériter. Mais quand Dukan revendique la paternité de sa méthode, affirmant qu'à sa connaissance « personne n'a jamais proposé de plan concret pour parvenir [à la stabilisation][32] », est-il un simple ignorant qui aura réinventé la méthode Creff sans même le savoir, ou bien un imposteur ? Quelle prétention ahurissante que de se considérer comme le précurseur d'une méthode unique et révolutionnaire ! On hésite entre la folie des grandeurs et la malhonnêteté intellectuelle.

Autant A.-F. Creff fut un médecin novateur qui enseigna à ses élèves la critique scientifique, autant la méthode de Pierre Dukan n'est, elle, qu'une pâle resucée dogmatique se réclamant d'une nutrition dépassée, accusant quarante ans de retard ! « N'imitez rien ni personne, car un lion qui copie un lion devient un singe », comme disait Victor Hugo.

DUKAN	CREFF
Régime d'attaque Protéines à volonté Utilisation du son d'avoine	**Régime de base** Protéines et légumes à volonté Utilisation des mucilages

<table>
<tr><th>DUKAN</th><th>CREFF</th></tr>
<tr><td>Régime de croisière
Alternance du régime d’attaque protéiné avec régime de protéines + légumes</td><td>Régime alterné
Alternance du régime de base (protéines + légumes) avec régime protéiné</td></tr>
<tr><td>Régime de consolidation
Réintroduction progressive des aliments interdits
Dîner de gala
Jeudi protéiné</td><td>Régime de stabilisation
Réintroduction progressive des aliments interdits</td></tr>
<tr><td>Régime de stabilisation
Jeudi protéiné
Pas d’ascenseur
3 cuillerées à soupe de son d’avoine</td><td>Régime d’entretien
421-GPL
Activité physique
Relaxation</td></tr>
<tr><td colspan="2">• Les aliments protéinés sont autorisés à volonté.
• Ne jamais avoir faim et manger avant d’avoir faim
• Aucun écart n’est autorisé. Ce qui n’est pas autorisé est simplement interdit.
• Augmenter le remplissage de l’estomac par des mucilages ou du son d’avoine.
• Discours sur la volonté.</td></tr>
</table>

CHAPITRE 2

Le « Juste Poids » selon le docteur Dukan : le mensonge

Le poids n'est pas une pâte à modeler qu'on manipule à son gré

Revenons sur ce que le docteur Dukan appelle un « Juste Poids », qu'il détermine pour chaque personne. Il considère en effet que bien des échecs d'amaigrissement sont la conséquence de pertes de poids excessives qu'il convient donc de modérer. Des exigences de poids trop bas entraînent souvent la poursuite d'objectifs inaccessibles ou impossibles à maintenir. Aussi, le mieux se révélant souvent l'ennemi du bien, Dukan avertit-il d'emblée ses lecteurs que le premier élément d'une démarche réussie sera la détermination d'un bon poids de stabilisation. Le poids qu'il sera possible d'atteindre, mais aussi de maintenir par la suite sans effort surhumain. Alléchante promesse !

Pour l'auteur, la précaution est importante. Il n'est pas rare de devoir freiner les ardeurs des candidats à l'amaigrissement sous peine de les voir s'engager dans une entreprise d'avance vouée à l'abandon. Nombre de ses patients rapportent des pertes de poids évoluant par paliers jusqu'à atteindre une ultime marche qu'ils ne parviennent à franchir qu'au prix d'efforts difficiles et jugés contre-productifs. S'obstiner à vouloir se stabiliser au-dessous de cette marche entraînerait des efforts insoutenables sur la durée et serait au final voué à un échec certain. Mais cela constituerait surtout une grave faute stratégique. « [...] car l'effort de volonté ainsi gaspillé manquera cruellement au moment d'entreprendre la stabilisation[1]. » Mettant celle-ci en péril, ainsi que tous les efforts accomplis antérieurement. Le plan Dukan exigeant une volonté sans faille, mieux vaudra l'économiser pour la faire durer aussi longtemps que possible.

Toutefois, la recherche de ce poids tant espéré n'est pas des plus aisées. Si en 2000, la notion est évoquée dans la première édition de *Je ne sais pas maigrir*[2], sa détermination est laissée à l'appréciation très subjective du patient lui-même. Comment choisir un poids qui soit à la fois gratifiant, conservable et réaliste ? En un mot « stabilisable » ? Le mieux, selon Dukan, serait d'interroger le « gros » lui-même et de lui demander d'indiquer le poids qu'il pourrait facilement atteindre et auquel il se sentirait « bien dans sa peau ». Dans l'esprit du nutritionniste, il conviendrait d'accorder une plus grande importance à cette notion de bien-être qu'à la valeur symbolique et abstraite de l'IMC, qui définit la corpulence normale dans les études scientifiques internationales. En somme, le « Juste Poids[3] » serait un peu le poids qu'il nous plairait d'avoir. Quelle vision réconfortante et optimiste du corps humain !

Mais dix ans après cette première édition[4], et sans doute avec de l'expérience en plus, Dukan perçoit les limites d'une telle approche. Laisser le patient fixer lui-même son poids de stabilisation présente le risque de le voir choisir un poids trop bas, impossible à maintenir. Cette question est bien trop délicate pour qu'on laisse le « gros » y répondre par lui-même. Aussi la deuxième édition est-elle largement justifiée par « des avancées majeures et décisives » qui nous permettront d'atteindre notre « Juste Poids ». Dès la quatrième de couverture, nous sommes avertis : Dukan va nous livrer ses secrets. La notion semble capitale pour son auteur et l'expression est écrite comme un nom propre avec une première lettre majuscule.

Cette fois, Dukan propose de déterminer lui-même, de façon rigoureuse et avec l'esprit scientifique d'un chercheur, le poids de stabilisation. Mais, arrivé au chapitre tant attendu, il faut bien admettre que nous sommes un peu déçus. Nous apprenons que la détermination du Juste Poids est le résultat d'un calcul complexe faisant intervenir de nombreux paramètres sélectionnés par le maître lui-même. Tout ceci est même si complexe qu'il serait fastidieux de nous en dévoiler la procédure. Nous sommes donc invités à nous diriger sur le site Internet du nutritionniste où, après avoir répondu à un questionnaire de onze questions, nous obtiendrons enfin la fameuse réponse. C'est là seulement que nous pourrons découvrir le poids que nous sommes en droit d'espérer. Soit, rendons-nous donc sur le site du docteur Dukan.

Là, nos essais nous montrent qu'un homme de 173 centimètres pesant 73, 93 ou 123 kilos pourra espérer se maintenir respectivement à 68,4 kilos, 71,67 kilos ou 80,18 kilos. Ce qui correspond à des IMC respectifs d'environ 23, 24 et 27. Constatons que l'objectif reste tout de même de se maintenir dans la fourchette d'IMC idéal (20 à 25) avec une tolérance particulière pour les personnes présentant un certain nombre de facteurs péjoratifs ou un surpoids important. Les facteurs qui feront varier le Juste Poids sont le sexe (les femmes sont plus exigeantes que les hommes), pour les femmes le nombre de leurs grossesses, les antécédents familiaux, le nombre de régimes précédemment suivis, l'importance de l'ossature, le poids maximum atteint au cours de la vie…

La majorité de ces facteurs joue indéniablement un rôle majorant sur le futur « poids stabilisable ». Il est certain qu'introduire des pondérations qui prennent en compte les situations individuelles est plus sensé qu'appliquer aveuglément une formule mathématique impersonnelle. Même si ces facteurs sont sujets à discussion, reconnaissons qu'ils ont le mérite d'exister. Pourquoi d'ailleurs ne pas en ajouter d'autres, comme par exemple l'âge, la répartition corporelle des graisses ou l'importance de la masse musculaire, qui influencent l'apparition des complications métaboliques ?

Mais attention, une fois le Juste Poids calculé, avertit Dukan, celui-ci ne sera plus négociable. « […] je n'accepte jamais, sauf erreur de ma part ou raison de santé particulière – comme un diabète intercurrent ou une hypertension pour lesquels le médecin traitant demande une perte de poids médicalement justifiée –, d'accompagner un amaigrissement qui ne soit pas conservable[5]. » Il vous faudra donc être constructif et conciliant. On ne marchande pas avec le docteur Dukan !

On peut ainsi croire que les objectifs fixés par Dukan sont moins tyranniques que ceux établis par les autres nutritionnistes, qui s'obstineraient à faire entrer leurs patients dans les limites d'un IMC idéal. Seulement, il y a belle lurette que cet IMC n'est plus considéré comme un objectif par les spécialistes de l'obésité. L'OMS considère aujourd'hui qu'une perte de poids de l'ordre de 10 % est un objectif plus réaliste, qui permettrait d'espérer une stabilisation et, dans la majorité des cas, une diminution déjà appréciable des complications liées au surpoids. Pierre Dukan connaît cette position officielle, mais la considère comme ridicule en regard des espérances légitimes des patients auxquels il s'adresse. Passer de 100 à 90 kilos est dérisoire pour des personnes qui rêvent de perdre 40 kilos. Pour Dukan, qui a déclaré la guerre à l'obésité, le problème sera plutôt de convaincre ces personnes de se contenter d'un poids de stabilisation de 70 kilos[6]. Certes, il faut tempérer les ardeurs, mais on ne saurait être trop timoré malgré tout.

Plus loin dans son livre, Dukan consacre trois pages à un étrange « point 29 ». De quoi s'agit-il ? En fait, de l'IMC 29. Selon les observations personnelles de Dukan, ce point précis constitue celui de non-retour. Celui qu'il ne faut franchir en aucun cas sous peine de se voir frapper d'une obésité irréversible. C'est à cet instant précis que les cellules graisseuses se sépareront définitivement en deux cellules filles. « [...] on pourra toujours réduire la taille des adipocytes mais on ne pourra jamais faire en sorte que deux cellules filles redeviennent une cellule mère[7]. » Bigre ! voilà qui est inquiétant.

Grâce à des recherches portant, selon ses dires, sur les dizaines de milliers de patients consultés au cours de sa vie de nutritionniste, Dukan a donc pu isoler ce point critique qu'il situe au franchissement de l'IMC 28 pour entrer dans l'IMC 29. Celui où les adipocytes menacent à tout moment de se diviser irréversiblement et où plus rien ne sera aussi simple qu'avant. Mais qu'on se rassure, il n'y a aucune raison de s'inquiéter, car la méthode Dukan est là qui fournira aux malchanceux candidats à l'amaigrissement les moyens de surmonter cette résistance de leur organisme.

QUE SAIT-ON AUJOURD'HUI DU POIDS DE STABILISATION ?

D'un véritable point de vue scientifique, que savons-nous réellement, aujourd'hui, du « poids de stabilisation » ? Nous savons désormais que le poids, et plus précisément la masse grasse, est une valeur régulée. Ce qui signifie que l'organisme met en jeu des mécanismes de régulation qui auront pour seule fonction de maintenir la stabilité de nos réserves énergétiques, et donc de notre poids. Tout est donc fait dans l'organisme pour que, quelles que soient les variations de notre alimentation ou de notre activité physique, nous soyons en permanence, de façon *névrotique*[8], ramenés à notre « poids de stabilisation ». Comme si le corps avait sa volonté propre. On désigne ce poids sous les termes de *poids d'équilibre*, *valeur de consigne* ou encore *set-point*.

C'est le rôle des mécanismes neurophysiologiques qui gouvernent les sensations de faim et de satiété d'assurer cette fonction. Telle est la raison d'être de ces deux sensations : nous ramener inlassablement à notre poids d'équilibre et nous y maintenir. C'est pourquoi respecter sa faim et sa satiété peut aussi bien conduire à maigrir quand nous sommes au-dessus de notre poids d'équilibre, ou à grossir quand nous sommes en dessous.

La faim, la satiété et le poids d'équilibre sont tellement liés les uns aux autres qu'on peut définir le poids d'équilibre comme celui qu'une personne maintient quand elle respecte ses sensations de faim et de satiété. Vouloir se stabiliser en dessous de ce poids impose une lutte acharnée et ininterrompue, à vie, contre ses propres mécanismes de régulation, et conduit à avoir faim en permanence. Peu de gens y parviennent bien longtemps ! Pas même les patients du docteur Dukan.

Il est certain que nous n'avons pas tous le même poids d'équilibre. Ce poids nous est attribué par la nature, il dépend de notre héritage génétique et de notre environnement. Nous sommes comme des plantes vertes de bonne lignée qui sauront s'épanouir dans une terre grasse ensoleillée, ou s'atrophieront dans un sol stérile privé de lumière. Ce poids sera le nôtre toute notre vie. Et, si tout va bien, il restera approximativement stable. Une prise de 8 à 10 kilos est généralement considérée comme normale entre les âges de 20 et 60 ans, mais n'est sans doute pas inéluctable. Ce poids n'est en rien fonction de la mode ou du bon vouloir de quiconque, fût-il médecin. Fût-il Monsieur Dukan lui-même.

Nous savons aujourd'hui que ce poids d'équilibre peut se dérégler. Les recherches les plus récentes sur le tissu adipeux nous ont appris que ce tissu pouvait se montrer très évolutif. On a longtemps pensé que le stock de cellules graisseuses était définitivement fixé au cours des premières années de vie. Nous savons maintenant qu'il n'en est rien et que ces cellules peuvent continuer à se multiplier tout au long de l'existence. Lors des situations de surconsommation, au cours desquelles la personne absorbe plus de calories qu'elle n'en dépense et mange plus qu'elle n'a faim, l'organisme peut activer deux mécanismes de stockage. Il peut emmagasiner l'énergie excédentaire dans ses adipocytes préexistants, et on parle alors d'hypertrophie adipocytaire. Ou recruter de nouvelles cellules, les préadipocytes, qu'il transformera en adipocytes. Ce dernier phénomène, qu'on désigne sous le terme d'hyperplasie adipocytaire, s'avère irréversible et modifie le niveau du poids d'équilibre ! À notre connaissance, hormis le docteur Dukan, personne n'a jamais constaté que le fameux « point 29 » constituait un « seuil de franchissement » particulier.

Généralement, lors d'une prise de poids, les deux mécanismes sont sollicités simultanément. Et cela dès la prise du premier kilo. Certaines personnes grossiront davantage sur un mode hyperplasique et d'autres davantage sur un mode hypertrophique. L'orientation vers un mode plutôt que l'autre est essentiellement déterminée par des facteurs génétiques et modifiera irrémédiablement le poids d'équilibre. Pour découvrir ce nouveau poids, il n'y aura désormais pour seul moyen que de réapprendre à manger en respectant ses sensations de faim et de satiété. On sait qu'elles n'ont pour fonction que de nous ramener et nous maintenir à ce poids d'équilibre.

Mais tout cela revient surtout à dire que la réversibilité de la prise de poids est un phénomène largement aléatoire. Pour la majorité des personnes, la prise de poids sera en partie réversible, mais dans des proportions inconnues. Pour une minorité, la prise de poids sera totalement réversible ou totalement irréversible. Nul ne peut le savoir d'avance.

LES PROMESSES DE POIDS SONT DES DUPERIES

À la lumière de ces nouvelles connaissances, on peut affirmer qu'il n'est pas possible de choisir son poids de stabilisation comme on choisit une robe ou un costume sur un catalogue.

Demander au patient de fixer comme objectif de poids celui où il se sent bien dans sa peau n'a aucun sens. C'est confondre deux notions fondamentalement différentes : le poids d'équilibre et le poids de forme. Malheureusement le poids d'équilibre n'est pas obligatoirement le poids où l'on se sent le mieux dans sa peau, le plus séduisant ou même le meilleur pour la santé. Tromperie.

Au mieux, laisser penser que le médecin pourrait fixer lui-même l'objectif de la perte de poids est une vision naïve de la physiologie du poids. Au pire, c'est une duperie. Dukan dédaigne le calcul de l'IMC qu'il juge impersonnel et standardisé. Soit. Mais il commet là une erreur d'interprétation. L'IMC n'est pas un objectif pondéral, mais un indicateur de santé qui se contente d'exprimer un risque. Se situer dans un IMC entre 20 et 25 permet seulement de penser qu'on se trouve dans la fourchette de corpulence où l'on est le moins exposé à développer les complications liées au surpoids. Aujourd'hui, cette notion est d'ailleurs controversée.

Il est vrai qu'on a souvent détourné le sens de l'IMC pour le transformer en objectif pondéral. Dukan souligne cette erreur avec raison, mais seulement pour proposer sa propre méthode de calcul ! Celle-ci prend en compte un certain nombre de facteurs importants, dont il ne fait pas de doute qu'ils influencent le poids d'équilibre. Toutefois, le principe reste le même. Il s'agit toujours de proposer un objectif de poids, déterminé à partir d'une méthode de calcul, dont la base reste l'IMC, mais qui fait intervenir des facteurs de modulation sélectionnés par une entité arbitraire. En l'occurrence, le docteur Dukan lui-même.

Si la physiologie du tissu adipeux n'est pas complètement étrangère au docteur Dukan, il semble n'en posséder qu'une connaissance élémentaire[9]. Il n'ignore pas le caractère parfois irréversible du développement du tissu adipeux. Il fait cependant une interprétation toute personnelle des travaux scientifiques sur ce sujet. Sans doute pour les besoins de sa cause, Dukan invente le point 29. Selon des « travaux » de nature inconnue, non publiés, non recoupés, la multiplication des cellules graisseuses n'apparaîtrait selon lui qu'à partir de l'IMC 29. En deçà du point 29, il n'y aurait pas de risque d'irréversibilité. Au-delà, Dukan se fait fort de trouver le moyen d'y remédier. « Je n'écris pas cela, dit-il, pour inquiéter ou culpabiliser les obèses, ils savent bien qu'ils maigrissent plus difficilement et moins durablement qu'auparavant. Je peux les assurer que, tout en connaissant leurs limites, ma méthode leur fournit des moyens adaptés à leur résistance[10]. » Sans nous expliquer davantage comment il s'y prendrait pour réduire le nombre de cellules nouvellement créées.

Ce silence coupable n'est pas anodin. Et les moyens évoqués ne sont pas de simples détails insignifiants. Car il s'agit ni plus ni moins du défi que doit relever aujourd'hui la médecine de l'obésité.

FAIRE DES PROMESSES QU'ON POURRA TENIR

Toute la gravité de la maladie obésité provient de notre impuissance à modifier le poids d'équilibre. N'en déplaise à Monsieur Dukan, il n'existe à l'heure actuelle aucun moyen médical permettant de maintenir durablement une personne au-dessous de son set-point sans l'exposer à la souffrance de la faim.

Il faut bien conserver à l'esprit que notre organisme est ainsi conçu. Il développe toutes ses ressources disponibles pour défendre coûte que coûte la stabilité de ses réserves énergétiques. Il déploie tous ses moyens pour nous ramener inlassablement, infatigablement, à notre poids d'équilibre et nous y maintenir. Pour cela, il nous envoie sans interruption des informations sous forme de sensations alimentaires, qui nous renseignent sur nos besoins en énergie.

Manger moins ou plus que ses besoins se traduit de façon immédiate par des sensations d'inconfort et de déplaisir. Manger beaucoup moins que ses besoins se traduit par des sensations douloureuses, une véritable souffrance dont le seul but est de nous inciter à manger plus pour reconstituer nos réserves énergétiques et nous faire revenir à notre poids d'équilibre. Contre cette indéfectible détermination, nous ne sommes pas de taille à lutter. Un jour ou l'autre, au détour d'un revers de la vie, d'une quelconque adversité ou par simple usure de la lutte, nous sommes condamnés à abaisser notre garde et à abandonner le combat.

Les recherches actuelles montrent que la plupart des personnes en surpoids mangent plus qu'elles n'ont faim et dépassent ainsi leur poids d'équilibre. Ces personnes se caractérisent par des dérèglements de leur comportement alimentaire qui les font échapper à leur système de régulation. Les raisons de leur surconsommation sont nombreuses. Mais certaines sont du ressort de l'intervention médicale : il s'agit notamment des comportements de restriction et de l'alimentation émotionnelle. Sur la durée, les personnes qui tentent de contrôler mentalement leur alimentation mangent plus que celles qui se fient à leurs sensations alimentaires. Manger avec sa tête en respectant des consignes censées assurer le contrôle du poids (ne pas sauter de repas, faire trois repas par jour, ne pas manger entre les repas, manger moins gras et moins sucré, manger 5 fruits et légumes par jour, manger 3 laitages par jour...) ne conduit pas obligatoirement à manger en fonction des besoins de son organisme, loin de là. Cela aboutit au contraire à trop manger, aussi bien les aliments les plus pauvres en calories que les plus riches. On dévore les premiers en espérant ne plus avoir envie des seconds. Et on finit chaque fois par engloutir les plus riches comme si on les mangeait pour la dernière fois.

Quant à l'alimentation émotionnelle, qui consiste à manger pour se réconforter, c'est la grande oubliée des causes de l'obésité. Tous nos patients nous rapportent des prises de poids en rapport avec des situations de vie difficiles ou turbulentes. Soit qu'elles les ont fait grossir, soit qu'elles leur aient fait abandonner leur régime. On peut entrer dans les problèmes de poids par des difficultés émotionnelles et se retrouver à faire des régimes qui aggraveront l'impulsivité alimentaire. Mais on peut aussi bien y entrer par une simple insatisfaction corporelle qui conduira à adopter des comportements de restriction et finira par transformer le mangeur contrôleur en mangeur impulsif empêtré dans le cercle vicieux des régimes. C'est ainsi que certaines adolescentes commencent par vouloir perdre 2 ou 3 kilos et se retrouvent à devoir en supporter 30 ou 40 de plus ! Ceux qui s'abstiennent d'évoquer ces effets toxiques des régimes portent une lourde responsabilité. N'est-ce pas, docteur Dukan ?

Il existe aujourd'hui une nouvelle génération de praticiens, notamment, pour la France, ceux du Groupe de réflexion sur l'obésité et le surpoids[11], qui savent traiter les comportements de restriction ainsi que l'impulsivité alimentaire, qui se manifeste par l'apparition réflexe et involontaire d'une envie de manger chaque fois qu'un inconfort émotionnel est jugé intolérable. Ils s'inscrivent dans un mouvement plus global, international, prônant une alimentation intuitive (ou en anglais « *intuitive eating* »), fondée sur l'écoute et le respect des sensations alimentaires. Nous pouvons donc faire en sorte que nos patients réapprennent à manger en fonction de leur faim, de leur satiété et de leur appétit. Et ainsi se nourrissent en fonction de ce que leur réclame leur organisme. Grâce à cela, ils pourront maigrir jusqu'à leur poids d'équilibre et s'y maintenir sans avoir à lutter contre leurs processus de régulation.

Voilà à notre sens le seul objectif réaliste et tenable dans la durée : réapprendre à manger en fonction des besoins de son organisme, exprimés par les informations émises par ses systèmes de régulation, c'est-à-dire les sensations de faim et de satiété. Cette manière de manger est la seule qui permette de rejoindre son poids d'équilibre sans avoir à s'engager dans une lutte effrénée pour le restant de ses jours.

LES LIMITES DE LA MÉDECINE MODERNE

Malheureusement, on ne choisit pas son poids d'équilibre. Celui-ci est déterminé par des interactions entre des facteurs génétiques, environnementaux, psychologiques... qui ne dépendent pas de notre volonté. Loin s'en faut. Nous avons vu comment ce poids pouvait se dérégler et atteindre parfois des niveaux dévastateurs pour la santé, devenir la source d'une grande souffrance physique, psychologique ou sociale. Le surpoids et l'obésité entraînent avec eux leur cortège de complications médicales, de désespoir et de détresse psychologique et, il faut oser le dire, une exclusion sociale.

Pour autant, ces complications et ces souffrances ne changent rien à la physiologie des cellules graisseuses et du poids d'équilibre. On doit avoir l'honnêteté et le courage de le dire : la médecine moderne s'avère incapable à ce jour d'agir sur le poids d'équilibre. On ne sait pas l'abaisser, on ne sait pas permettre de se maintenir durablement au-dessous. Et pas plus Monsieur Dukan qu'un autre ! À l'heure actuelle, nous ne pouvons faire mieux que d'aider nos patients à revenir à leur poids d'équilibre. Et d'aider ceux qui l'ont atteint et n'en sont pas satisfaits à accepter leur situation sans l'aggraver davantage. Ce qui n'est pas rien !

L'ESPOIR EST CERTES UNE FORCE, MAIS LES ILLUSIONS SONT DÉVASTATRICES

La vérité est que le discours de toute-puissance sur le poids constitue une réelle imposture entretenue par les Dukan et autres bonimenteurs. Si ces vendeurs d'illusions prospèrent aujourd'hui, utilisant à leur profit le désespoir de leurs patients, c'est en partie en raison du manque de courage des médecins nutritionnistes et des chercheurs en nutrition. Pourquoi ces derniers n'affirment-ils pas haut et fort, publiquement, ce qu'ils savent sans oser le dire : on ne peut pas faire ce qu'on veut de son poids, et certains surpoids sont, en partie et parfois en totalité, irréversibles ?

Les vérités médicales ne sont ni faciles à dire ni faciles à entendre. Elles sont pourtant nécessaires.

Le développement de l'obésité ressemble, sur le plan mondial, à une épidémie et constitue un phénomène d'une ampleur inégalée. Mais il n'y a pas là de fatalité. Ce dont les personnes en difficulté avec leur poids et leur comportement alimentaire ont besoin, c'est en premier lieu de savoir ce qui est possible et ce qui ne l'est pas. Pour pouvoir mobiliser toutes leurs ressources, elles ont besoin de vérité et non pas d'être bercées d'illusions destructrices. Les patients ont certes besoin de l'aide de leurs médecins, mais ces médecins ont aussi besoin d'avoir affaire à des patients informés, qui ne demandent pas la lune. De la sorte, les médecins de l'obésité n'auront ni le besoin ni la tentation de s'installer dans une posture de toute-puissance. Ils pourront aider au mieux leurs patients, dans la mesure de leurs moyens, qui, à ce jour, sont loin d'être négligeables.

CHAPITRE 3

Une méthode dangereuse pour le poids : l'ignorance

Quand la recherche scientifique s'intéresse aux régimes amaigrissants

« Je me suis trouvé à deux reprises sur les mêmes plateaux de télévision que les docteurs Zermati et Apfeldorfer et, chaque fois, je les ai entendus affirmer à notre auditoire que les personnes en surpoids non seulement pouvaient mais se devaient de manger du chocolat ou toute autre pâtisserie ou aliment aimé chaque fois qu'ils en avaient envie[1]. » C'est bien sûr Pierre Dukan qui parle ainsi de vos humbles serviteurs.

On ne peut comprendre son effroi si l'on ignore la pensée qui l'habite. Selon lui, « l'homme a émergé de sa condition animale en devenant carnivore. [...]

Nous sommes faits pour consommer de la chair animale, [...] tant sur le plan métabolique que psychologique[2] ». Et « la finalité d'un organisme vivant animal ou humain est de vivre dans une adéquation entre ce pourquoi il a été fait et ce qu'il fait[3] ». C'est pourquoi l'efficacité de son programme doit résider sur « la sélection très particulière de nutriments qui entrent dans la composition des aliments proposés[4] ». Il consistera donc en une consommation essentielle de protéines et le bannissement total ou partiel des lipides et des glucides.

Ce point de vue, assez courant il y a quarante ans, a fait l'objet de quelques révisions. Depuis un petit demi-siècle, nutritionnistes et scientifiques se livrent à toutes sortes d'expériences et d'observations destinées à établir la nature des liens entre l'alimentation et le poids. Voyons donc si les travaux de la communauté scientifique internationale valident les affirmations péremptoires du bon docteur Dukan.

LA GUERRE DES RÉGIMES

On a voulu tout d'abord savoir si le fait de manger plutôt gras faisait plus grossir que de manger plutôt sucré, ou *vice versa*. On imposa donc à des volontaires des périodes prolongées de suralimentation en graisses ou en sucres. On s'aperçut qu'elles entraînaient un gain de masse grasse identique dans les deux cas. Sans qu'il existe même de différence entre les sujets minces comparés aux sujets obèses.

On se mit à penser qu'à l'inverse la réduction des graisses ou des sucres pouvait peut-être exercer un effet différent sur la perte de poids. On compara donc des régimes pauvres en graisses avec des régimes pauvres en sucres pour finalement constater dans les deux cas des pertes de poids identiques. Aucun des deux régimes ne s'avéra plus efficace. Certains nutritionnistes préconisèrent également des régimes visant à réduire fortement la consommation des lipides (de telle sorte qu'elle représente 15 % des apports)[5] sans exercer de surveillance particulière sur les autres nutriments. Mais la perte de poids obtenue fut très décevante, de l'ordre de 0,5 à 1 kilo par mois pendant quelques mois, et ne se maintint pas à long terme.

Puis, en 2008, dans une illustre revue scientifique, pour trancher le sujet, on voulut comparer l'efficacité des principaux régimes prescrits dans le monde[6]. Chacun des régimes étant représentatif d'un mode de restriction spécifique : hypolipidique, hypoglucidique, hyperprotidique et hypocalorique global. Les auteurs répartirent 800 personnes en quatre groupes auxquels ils retirèrent 750 calories selon les modalités de chacun des régimes. Dans les quatre groupes, la perte de poids se révéla identique au bout d'un an, ainsi que la reprise du poids au bout de deux ans. Le seul fait de soustraire des calories avait permis d'obtenir une perte de poids. Le constat des auteurs fut donc que l'efficacité à court terme des quatre régimes était équivalente et dépendait strictement de la réduction calorique. Il était par conséquent inutile de se faire des nœuds au cerveau pour savoir s'il était plus judicieux de retirer les viandes, les pâtes, le fromage ou le chocolat. Au bout du compte, la conclusion la plus importante de l'étude était que, pour garantir l'efficacité d'un régime sur le long terme, il était nécessaire de bien s'y accrocher et de ne plus le lâcher une fois qu'on l'avait commencé.

Toutes ces grandes controverses aboutissaient finalement au constat en forme de lapalissade que, pour grossir, il suffisait de manger plus et que pour maigrir il suffisait de manger moins. Et, en matière d'efficacité, on ne constatait aucune supériorité d'une « sélection très particulière des nutriments ». La bataille enragée des régimes se finissait en pétard mouillé. Tant pour maigrir que pour grossir, et malgré l'horreur que cela semble inspirer au docteur

Dukan, une calorie de chocolat est donc tout aussi efficace qu'une calorie de surimi.

LES EFFETS DE LA MALBOUFFE

Mais, tout de même, la qualité nutritionnelle des aliments serait-elle sans effet sur le poids ? Est-il donc permis de tout manger ? Cette idée insupportable en dérange plus d'un. Alors, pour démontrer les effets grossissants de la malbouffe, certains n'hésitèrent pas à payer de leur corps. On se rappelle Morgan Spurlock qui voulut prouver l'impact négatif de la junk-food sur l'obésité et décida de réaliser l'expérience sur lui-même. Il s'obligea à manger pendant un mois chez McDonald's et à réduire son activité physique de façon à ne pas dépasser un maximum de 5 000 pas par jour, correspondant au déplacement d'un Américain moyen. Il s'imposa également les quatre règles suivantes : manger ses trois repas quotidiens chez McDonald's, essayer chaque plat au moins une fois, ne manger que les aliments figurant sur le menu et prendre l'option « *super size* » chaque fois qu'on la lui proposait.

Au bout d'un mois, Spurlock avait grossi de 11 kilos, endommagé son foie et augmenté son cholestérol. Il lui fallut un an pour retrouver son état de santé initial. Mais, tout au bonheur de sa réussite, Spurlock réalisa un long métrage diffusé dans le monde entier, sous le titre *Super Size Me*, qui proclamait la nocivité de la junk-food en général et de McDonald's en particulier. Toutefois dans sa campagne anti-McDo, Spurlock oublia de mentionner ce « détail » essentiel : il avait consommé 5 000 calories par jour pendant un mois !

Pour autant la bataille contre la junk-food n'était pas encore gagnée. C'est à ce moment que Mark Haub, professeur de nutrition à l'Université du Kansas, décida quant à lui de tester un régime à base de chips mexicaines, de biscuits au chocolat et à la crème, de céréales sucrées et autres snacks habituellement prohibés avec horreur par tous les Dukan de la terre. Le scientifique voulait ainsi démontrer que, dans le cadre d'un régime, c'est davantage le nombre de calories ingérées qui compte que leur composition. Il se limita à consommer 1 800 calories de junk-food par jour, et ne perdit pas moins de 12 kilos en dix semaines ! Encore plus fort que Dukan !

On pourrait objecter que le poids n'est pas tout ce qui compte dans un régime, qu'il faut aussi prendre en compte le taux de cholestérol et de triglycérides, par exemple. Eh bien une analyse sanguine révéla que, malgré le lipide « porteur de tous les dangers », ces indicateurs s'étaient améliorés durant son régime. Même son pourcentage de masse grasse avait diminué. Pour autant Mark Haub n'entendait pas recruter de nouveaux adeptes. Revenant à son alimentation habituelle, il avait seulement voulu démontrer qu'il était parfaitement possible de perdre du poids, et même beaucoup, tout en consommant de grandes quantités de junk-food[7].

Morgan Spurlock et Mark Haub venaient tous les deux de démontrer la prédominance de la quantité sur la qualité des calories. Contredisant le dogme dukanien affirmant l'inefficacité du concept de basses calories[8].

LES EFFETS DE LA BONNE BOUFFE

Soit ! Si la malbouffe ne fait donc pas particulièrement grossir, espérons alors que la « bonne bouffe » fasse au moins maigrir. Mais, là encore, quelle déception ! Lorsqu'une équipe de scientifiques voulut étudier la santé et le comportement alimentaire d'un groupe de jeunes enfants diabétiques, ils constatèrent, non sans surprise, que les plus gros étaient ceux qui consommaient le plus de fruits et de légumes, et que leur résistance à l'insuline était négativement corrélée à leur consommation de gras. Tout simplement, parce que, à force de messages édifiants, les enfants réduisaient leur consommation de gras et de sucre, ce qui les conduisait à manger plus de fruits et de légumes. Ceux-ci, consommés en grandes quantités, les faisaient grossir. Ainsi, les aliments « bons » finissaient par se transformer en aliments « mauvais ». Les auteurs rapportèrent ces résultats à l'augmentation globale des portions alimentaires consommées par les jeunes enfants. Ces résultats coïncident avec ceux d'autres études qui attestent que, entre 1970 et 2000, le poids moyen des enfants et des adultes américains a respectivement augmenté de 4 et de 8,6 kilos du fait d'une augmentation des apports caloriques de 350 et 500 calories.

QUE NOUS APPRENNENT LES STATISTIQUES ?

Toutes ces études quelque peu déroutantes ne concernaient cependant que des individus ou des petits groupes de personnes. Il était donc possible de penser que l'observation des habitudes alimentaires de populations entières permettrait d'y voir plus clair. Plusieurs études internationales indiquaient que dans certains pays la consommation de graisses tendait à diminuer. Il était normal d'en espérer un effet favorable sur l'évolution de l'obésité. Car ils étaient nombreux, ceux qui comme le docteur Dukan, considéraient le lipide comme « l'ennemi de tout candidat à la minceur ». Assurant que les régimes qui autorisent la consommation de lipides sont une erreur qui interdira « à jamais toute forme possible de stabilisation[9] ». Comment, en effet, « perdre sa graisse en mangeant celle des autres[10] », ce qui « revient à se nourrir de ce que l'on cherche à perdre[11] » ?

Mais quelle ne fut pas la surprise quand on s'aperçut qu'aux États-Unis, entre 1976 et 1991, sous l'impact des campagnes *no fat,* les apports lipidiques avaient diminué de 12,5 % alors que la prévalence de l'obésité avait augmenté dans le même temps de 30 %. Tout comme dans d'autres pays européens comme la Finlande ou chez les enfants français. Mais parallèlement cette tendance à la baisse de la consommation de gras s'était accompagnée d'une augmentation de 15 % de la taille des portions. En France, notamment sous l'impact de notre Programme national Nutrition Santé (PNNS) et de ses messages nutritionnels (« Pour votre santé, mangez 5 fruits et légumes par jour » ou « Pour votre santé, mangez moins gras, moins sucré, moins salé »), la consommation de graisses et de sucre a sensiblement diminué depuis plusieurs années. Toutefois, de 2001, date de la mise en place du PNNS, à 2009, l'obésité a augmenté de 50 % !

Las ! S'il y avait peu d'espoir du côté des graisses, peut-être pouvait-on regarder du côté du sucre, l'« autre ennemi » du docteur Dukan. Celui-ci considère les produits sucrés comme « des aliments à la fois riches, omniprésents et de goût si apprécié qu'ils servent bien souvent d'aliments de gratification et, pour les aliments sucrés, d'aliments de grignotage parfois compulsif ». C'est pourquoi son « plan exclut totalement tout glucide en phase d'attaque » et n'autorise en phase de croisière « que les légumes dont la teneur en sucre est faible[12] ».

Malheureusement pour les théories de Monsieur Dukan, il est impossible aujourd'hui à partir des études épidémiologiques disponibles d'établir la preuve qu'il existe une relation directe entre la consommation de glucides et le poids corporel. Dans certaines études, c'est même l'inverse que l'on constate. Très disciplinés, les Australiens ont diminué de 16 % leur consommation totale de sucres entre 1980 et 2003. Ils pouvaient donc légitimement s'attendre à une diminution parallèle de l'obésité pendant la même période. En fait, il n'en a rien été. C'est même le contraire qui a été constaté pendant les trente dernières années. Malgré la nette diminution de la consommation totale de sucres en Australie, le pourcentage de sujets en surcharge pondérale a été multiplié par 3. En 2007-2008, 62 % des adultes australiens et 23 % des enfants étaient en surpoids ou obèses. Ce qui fait de l'Australie l'un des pays développés les plus touchés par ce phénomène.

Ainsi, pour tous les experts, à l'exception de l'expert autoproclamé Pierre Dukan, il est maintenant clairement établi que seul un déséquilibre de la balance énergétique peut expliquer les variations de poids. Et cela indépendamment de la nature des calories incriminées. La preuve en est, s'il en faut encore, qu'en mars 2010 l'Agence française de sécurité sanitaire et alimentaire a même dû relever ses recommandations de consommation des graisses pour la population française de 35 à 40 % au lieu des 30 à 35 % précédemment conseillés. Pour l'Agence nationale, la consommation de lipides n'a pas de lien avec l'obésité, et il est donc inutile d'en limiter la consommation pour d'autres motifs que la santé, notamment en ce qui concerne le système cardiovasculaire. L'Agence souligne même que 30 %

des Français ne mangeraient pas suffisamment gras. Ils se situeraient au-dessous du seuil des 30 % et seraient exposés à des risques de carences[13] !

On aura compris après toutes ses études, n'en déplaise à Pierre Dukan, que la science d'aujourd'hui est bien loin de valider les théories *seventies* de notre bon docteur. Seul un déséquilibre prolongé entre les apports et les dépenses énergétiques détient le pouvoir de faire maigrir ou bien grossir. Il est donc parfaitement possible de maigrir avec toutes sortes de régimes, de nutriments ou d'aliments… Y compris du chocolat ! L'intensité de la perte de poids est essentiellement proportionnelle à la réduction calorique. N'échappant pas à cette règle universelle de la thermodynamique, Pierre Dukan aura essentiellement démontré avec son fameux régime qu'il est possible de maigrir beaucoup et très rapidement en réduisant fortement ses apports caloriques tout en consommant de grandes quantités de surimi, de légumes et d'avoine.

OUI MAIS LA STABILISATION ?

Il est incontestable que le régime du docteur Dukan est efficace sur le court terme. Compte tenu de l'intensité de la réduction calorique qu'il impose, il est même normal que ce régime entraîne des pertes de poids plus importantes que d'autres régimes qui se veulent moins restrictifs. Mais qu'en est-il sur le long terme ? Car, comme nous le rappelle notre bon docteur : « L'après-maigrir est la seule preuve et seule raison d'être du maigrir[14] ».

Selon ses propres statistiques réalisées sur les lecteurs de sa méthode : « Sur cent personnes, cinquante maigrissaient et atteignaient leur juste poids. Et parmi eux, vingt-cinq stabilisaient ce poids sur le long terme[15]. » Les vingt-cinq restants qui n'y parvenaient pas, « spécialistes de la ligne de fuite vers l'aliment », avaient systématiquement été victimes d'une « adversité responsable de leur échec ». « Intolérants à la souffrance », ils la neutralisaient dans « le seul plaisir qu'ils savaient produire à la demande : l'aliment de gratification[16] ». Incorrigible docteur Dukan, jamais en reste d'une petite gentillesse pour souligner les faiblesses du « gros ».

Cette stabilisation, le « gros » dukannien ne pourra l'obtenir que par une discipline de vie reposant sur le respect des cinq règles du célèbre docteur. Il appréciera ces mesures simples et non négociables « qui lui permettent de se nourrir normalement six jours sur sept sans risque de regrossir ». Non seulement il les apprécie, les accepte mais il les revendique.

« Ce qu'il apprécie c'est leur précision, leur simplicité concrète et ponctuelle, leur non-négociabilité et leur efficacité[17]. »

Par rapport aux statistiques validées par les équipes scientifiques, les résultats revendiqués par le docteur Dukan sont nettement supérieurs. Il faut toutefois signaler que ces chiffres proviennent des propres évaluations du docteur Dukan et sont donc parfaitement invérifiables. On constatera, sur ce point, l'opinion sensiblement différente des utilisateurs. Dans l'étude Nutri-Net-Santé[18], les pratiquants de régimes considèrent le régime Dukan comme le moins efficace à long terme, le plus frustrant, le plus difficile à suivre et celui qui a généré le plus de complications dans leur vie quotidienne. Par ailleurs, les statistiques du docteur Dukan n'indiquent pas la durée sur laquelle portent ses observations ni le devenir des soixante-quinze laissés-pour-compte.

LES EXPERTS JUGENT LES RÉGIMES : ÉCHEC SUR TOUTE LA LIGNE

Face à l'épidémie de régimes qui s'est abattue sur notre pays, les pouvoirs publics ont jugé bon de missionner la nouvelle agence de l'alimentation, l'ANSES, afin d'évaluer les risques liés aux pratiques alimentaires d'amaigrissement incluant toutes méthodes, tous programmes ou conseils diététiques de type équilibré destinés à entraîner ou stabiliser le poids. Les experts prirent soin d'interroger les principaux prescripteurs de régimes, une quinzaine au total dont le docteur Dukan lui-même.

• En prenant comme critère d'un amaigrissement réussi une perte pondérale puis un maintien sur un an de cette perte supérieur ou égal à 10 % du poids initial, 80 % des personnes reprennent le poids perdu au bout d'un an. La reprise du poids s'accentue les années suivantes, quelle que soit la vitesse de l'amaigrissement préalable. Elle s'élève à 94 % au bout de deux ans et devient quasi nulle au bout de cinq. L'ensemble des études internationales permet dorénavant d'établir que sur le long terme les régimes amaigrissants ne font pas maigrir.

• Certaines études menées sur des enfants suivis pendant trois ans ont pu montrer qu'à poids et âge équivalents ceux qui avaient le plus grossi étaient ceux qui avaient pratiqué le plus de régimes. Si bien que les auteurs conclurent qu'à moyen terme la pratique de régimes amaigrissants présentait un risque de faire grossir.

• D'autres études, toujours sur les enfants, ont montré que ceux-ci avaient d'autant plus de risques d'être en surpoids que leurs parents suivaient eux-mêmes des régimes amaigrissants.

• Enfin, la pratique répétée des régimes réduit gravement les chances de perte de poids ultérieure. La composition du corps évolue vers une augmentation de la masse grasse et une diminution de la masse musculaire et entraîne une diminution des dépenses énergétiques. Ce qui en clair signifie que, au fil des régimes, il devient nécessaire de manger de moins en moins pour maintenir un poids de plus en plus élevé.

Ces résultats sont issus de recherches internationales. Ils n'incriminent pas spécifiquement un régime plutôt qu'un autre mais mettent en cause l'ensemble des pratiques amaigrissantes restrictives. Ils pointent ainsi une pratique médicale d'exception. Nulle part ailleurs en médecine, un traitement échouant dans 95 % des cas et aggravant la maladie qu'il prétend soigner ne saurait continuer à être prescrit. Aujourd'hui, prescrire un régime pour traiter un surpoids revient à vouloir éteindre un incendie avec un baril de pétrole !

BÉNÉFICES, RISQUES : LE JEU EN VAUT-IL LA CHANDELLE ?

Il est d'usage quand on évalue un traitement d'en mesurer à la fois les risques et les bénéfices. Accordons au crédit du docteur Dukan les 25 % de réussite qu'il revendique et qu'il serait d'ailleurs le seul au monde à obtenir. Soit. Cela le dispense-t-il de s'interroger sur le devenir des 75 % de personnes qui ont regrossi et qui représenteraient selon ses dires 9 millions de personnes ? Nous avons tous en mémoire le scandale du Mediator, qui a sans doute fait maigrir momentanément des millions de personnes, mais qui en a tué quelques milliers. Si les régimes étaient évalués selon les mêmes critères que tous les autres traitements, ils seraient instantanément retirés du marché, les prescripteurs seraient condamnés et cela déclencherait un immense scandale sanitaire. Mais les méthodes de régime semblent bénéficier d'une curieuse forme d'immunité scientifique…

DUKAN PLUS FORT QUE LES EXPERTS !

Quand le docteur Dukan prit connaissance des conclusions des experts de l'ANSES, il s'en offusqua.

Faisant mine de ne pas comprendre qu'on l'interrogeât sur les risques de son régime sans prendre en compte les bénéfices. Mettant en cause leurs compétences et leur légitimité. « De mémoire de médecin, je n'ai jamais rencontré d'autres cas négligeant aussi ouvertement la pratique scientifique classique et systématique de l'évaluation bénéfice-risque. » Les nutritionnistes qui réagirent au rapport firent aussitôt l'objet de sa vindicte, soupçonnés de n'être que des jaloux et des envieux. « Les nutritionnistes qui avaient souffert du succès de ma méthode et de l'engouement qu'elle avait suscité se libéraient sans frein et sans décence. Ils se mirent à hurler avec les loups. » Il feint de prendre le silence des plus grands spécialistes pour une caution en sa faveur. Il se réfugia dans la position du génie méconnu, victime du complot des médiocres, se comparant aux plus grands médecins qui luttèrent seuls contre tous pour faire triompher la vérité étouffée. Enfin, accusant ceux (nous) qui faisaient écho au rapport de l'ANSES d'être des irresponsables coupables de laisser se propager l'épidémie d'obésité et d'abandonner les gros à leur triste sort[19].

Ce qui nous frappa fut surtout l'incapacité du docteur Dukan à concevoir la possibilité de maigrir autrement que par des méthodes restrictives.

« [...] y compris l'arrivée d'un coupe-faim acceptable, on ne fera pas l'économie d'un régime restrictif, et chercher un régime amaigrissant qui fasse vraiment maigrir sans être restrictif relève de la pensée magique[20]. »

L'AVENIR : MAIGRIR AUTREMENT ET SANS RÉGIME !

Or tout le défi est là ! Si les régimes amaigrissants ne permettent pas de maigrir durablement et présentent même le risque de faire grossir, cela ne signifie pas, bien évidemment, qu'il faille renoncer à l'amaigrissement. Pour renouer avec l'espoir, il faut en fait renoncer définitivement aux méthodes restrictives, qui ont fait la preuve de leur incapacité à aboutir à un poids abaissé et stabilisé sans souffrance.

D'autres approches sont possibles, qui permettent d'obtenir une réduction calorique autrement que par le contrôle volontaire et permanent du comportement alimentaire, qui conduisent à manger moins et maigrir sans faire de régime. Tel est le défi qui nous inspire, qui inspire nombre de chercheurs dans le monde entier : concevoir ce nouveau paradigme, à l'opposé du discours actuel, imprégné de croyances sur la nécessité du contrôle, sur la rédemption par la souffrance.

Et si maigrir était possible en privilégiant l'écoute de son corps, des messages qu'il nous adresse ? Et si on pouvait cesser de manger ses émotions – angoisse, peur, colère, tristesse – en augmentant sa tolérance émotionnelle ? Et si, faisant la paix avec son corps, on en venait à ne plus le combattre, mais en faire son allié ? N'entrerions-nous pas dans un autre monde, dans lequel les méthodes à la Dukan n'auraient plus leur place ?

CHAPITRE 4

Une méthode dangereuse pour chacun d'entre vous : l'incompétence

La restriction : pour finir, ni mince ni heureux !

« Et que proposent [les docteurs Apfeldorfer et Zermati] aux 20 millions de Français en surpoids ou obèses ? D'abord, d'accepter leur surpoids ; et en cas contraire, de s'attaquer à leur obésité avec un argument qui relève du magique : le retour aux sensations alimentaires et aux comportements alimentaires de l'homme primitif. "Oubliez les régimes et concentrez-vous sur vos sensations de faim, ne mangez que sous son signal et cessez dès que la satiété survient." En fait, se nourrir avec la fraîcheur des réflexes du primitif bien intégré dans la nature mère.

« Mais enfin, Messieurs Zermati et Apfeldorfer, dans quel monde vivez-vous ? N'avez-vous pas observé que ces sensations et messages archaïques du corps n'étaient plus de ce monde ? Dans ma longue vie de praticien, j'ai dû rencontrer des dizaines de milliers de personnes en surpoids, des hommes et des femmes ayant grossi de leur relation à l'aliment, de leur utilisation du pouvoir et de la sensorialité des aliments pour s'adapter à l'adversité sous toutes ses formes. Je n'en ai rencontré aucune qui ait conservé la trace de ces mécanismes archaïques, attendant les signaux de la faim pour manger et de ceux de la satiété pour s'arrêter[1]. »

Quel homme étrange, ce docteur Dukan ! D'un côté, il nous rappelle l'importance de nos origines. Ne sommes-nous pas les descendants de cet homme préhistorique qui courait la brousse pour gagner durement, à la sueur de son front, son steak de mammouth ? « C'est donc en devenant un chasseur collectif et par là un consommateur de viande que [l'homme] a pu acquérir ses facultés purement humaines. [En cessant notre consommation de viande] nous abandonnons de ce fait une partie de ce que notre nature attend et nous réduisons le retentissement émotionnel que notre corps est programmé pour produire quand nous lui apportons ce qu'il attend. Ce que je vous dis là peut vous sembler anodin mais c'est tout simplement crucial[2]. » Diable, il s'agit de prendre cet avertissement très au sérieux. Nous touchons là le cœur de la pensée dukannienne.

Mais d'un autre côté, nous dit-il, nous n'allons quand même pas manger comme ces primitifs et attendre nos signaux de faim pour entamer notre côte de bœuf, et ceux de satiété pour nous arrêter. En somme, le docteur Dukan aimerait bien réveiller le primitif qui sommeille en nous, mais pas trop quand même. Et d'ailleurs, selon le bon docteur, ces messages archaïques du corps, voilà bien longtemps qu'ils n'existent plus, et surtout pas chez tous ceux qui ont grossi.

Eh bien, voyez-vous, docteur Dukan, nous sommes plutôt d'accord avec vous. Les personnes en difficulté avec leur poids ne détectent pas ou ne respectent pas les sensations alimentaires qui expriment les besoins de leur corps. C'est pour cela qu'elles grossissent, c'est bien là leur maladie. Et ce n'est pas avec votre régime qu'elles s'en guériront. Les régimes, quels qu'ils soient, vont même aggraver leur situation et faire disparaître le peu de sensations que, peut-être, elles conservaient encore. « C'est hypocrisie et contre-vérité que de donner à penser qu'un régime de qualité, pensé, sain et notoirement inoffensif puisse engendrer une frustration traumatisante[3]. » C'est bien sûr Pierre Dukan qui parle ainsi de son régime.

Inoffensif, vraiment ? Voyons donc !

LES DÉGÂTS DE LA RESTRICTION

La restriction cognitive est le terme savant qui désigne les régimes amaigrissants. Elle se définit comme une intention de contrôler son alimentation dans le but de maigrir ou de ne pas grossir. Ce concept développé en 1970 par les deux psychologues canadiens, Peter Herman et Janet Polivy, définit une façon très particulière de s'alimenter. Au cours de ces quinze dernières années, nous avons pour notre part largement complété la description de ce concept, élaboré une prise en charge clinique et un traitement des troubles auxquels il conduit. La restriction cognitive est aujourd'hui reconnue comme le trouble le plus répandu du comportement alimentaire.

Ce trouble se manifeste par quatre états qui peuvent alterner les uns avec les autres.

STADE 1.
JE N'ÉCOUTE PLUS
MES SENSATIONS ALIMENTAIRES

Le premier état se caractérise par la décision de ne plus tenir compte de ses sensations ou de ses besoins alimentaires et de s'en remettre à des recommandations nutritionnelles. Constatant les défaillances de son comportement alimentaire, la personne en surpoids décide donc de contrôler ce qu'elle mange (on parle de contrôle mental) et de prendre elle-même les choses en main.

Considérons, au hasard, les recommandations du docteur Dukan : vous devez manger au moins trois fois par jour et ne jamais sauter de repas ; les aliments « non grossissants » sont autorisés en quantité illimitée, tout ce qui n'est pas autorisé est interdit et fait grossir. Pour respecter ces règles « simples et non négociables », le mangeur doit souvent lutter contre des envies de manger qui expriment tout simplement ses besoins nutritionnels. On aboutit alors aux contradictions suivantes : je n'ai pas envie de cet aliment-là mais je dois le manger (« l'efficacité tout entière du régime est liée à la sélection des aliments »), je n'ai pas faim mais je dois manger (« ne jamais sauter de repas »), je n'ai plus faim mais je dois encore manger (« manger même préventivement pour ne jamais avoir faim »), j'ai envie de cet aliment-ci mais je ne dois pas le manger (« les aliments interdits ne sont plus à vous »). Et pourtant ce sont toutes ces règles qu'il faudra dorénavant respecter, et non plus ses propres sensations alimentaires.

Je suis un stratège du poids

Suivre ces nouvelles règles oblige à lutter contre ses envies de manger. Ce qui n'est pas si facile. Cela impose de mettre en place des stratégies qui, à la longue, deviennent plus éprouvantes encore que les envies de manger elles-mêmes. Trois types de stratégies sont couramment utilisés.

• *Se contrôler pour manger moins*

Les stratégies de réduction consistent à réduire l'apport calorique et concernent aussi bien les quantités de nourriture que le choix des aliments. Au cours de la phase d'attaque ou de croisière du plan Dukan, elles conduisent à sélectionner les aliments. Éliminer tous les corps gras et tous les sucres rapides, choisir les légumes à la place des féculents, sélectionner les viandes et les poissons maigres et éviter les viandes et les poissons gras, consommer des aliments ou des boissons allégés en sucres ou en graisses… Au cours de la phase de consolidation, elles conduiront aussi à imposer la fréquence de consommation de certains aliments : ne pas manger plus de 1 fruit et 2 tranches de pain complet par jour, ne pas manger des féculents plus de deux fois par semaine. Elles obligeront à consommer des quantités préétablies de certains aliments (200 grammes de féculents ou 40 grammes de fromage). Elles établiront un nombre d'écarts autorisés (deux repas de gala par semaine)…

• *Ne jamais rencontrer la faim et toute autre tentation…*

Les stratégies d'évitement consistent à prévenir ou à s'abstenir de toute confrontation avec des situations qui obligeraient à transgresser les règles du régime. En premier lieu, il est recommandé de ne jamais avoir faim. Pour cela, le « secret revendiqué [...] est de manger beaucoup » pour ne surtout pas avoir faim. Il est même nécessaire de « manger préventivement avant que la faim ne survienne ». En second lieu, se remplir sans limite l'estomac d'aliments « autorisés » pour ne pas « entraîner l'imprudent vers des aliments de pure gratification [riches et sucrés] à forte charge émotionnelle[4] ». Ce que propose

Monsieur Dukan, c'est le début d'une guerre de tranchées qui va durer de longues années. Mais le danger vient surtout des aliments interdits : mieux vaut éviter de les rencontrer. Pour cela, tous les moyens sont bons. Contourner les rayons de gâteaux ou de fromages ou mêmes les rues commerçantes, quitte à faire un important détour. Ne rien faire entrer dans la maison. Dissimuler les aliments hors de sa vue. Éviter de s'exposer, même par la pensée, en s'occupant frénétiquement. Réduire les invitations (dans la phase de stabilisation, il sera enfin possible d'accepter les invitations si longtemps différées) et pourquoi pas éviter de partager les repas familiaux… Est-ce vraiment la vie qu'on peut se souhaiter ?

• *Je me punis et je me récompense*

Les stratégies compensatoires consistent à mettre en place une gestion des « écarts » alimentaires reproduisant un système de punition et de récompense. S'il anticipe un écart prévu, le mangeur se récompensera de ses efforts au repas suivant : « Je me restreins dans la journée car je sais que je vais me lâcher ce soir. » S'il compense un écart déjà commis, le mangeur se punira ou sera puni par le docteur Dukan lors du repas suivant. « Le lendemain matin, si défaillance il y a, ne soyez pas surpris de m'entendre protester et encore moins de vous demander de la réparer avec une journée plus rigoureuse et une activité physique augmentée[5]. » Au bout du compte, les aliments avec lesquels il se récompense deviennent de plus en plus désirables. Alors que ceux avec lesquels il se punit deviennent de plus en plus aversifs. En somme, plus le temps passe, et plus cela devient difficile !

STADE 2.
JE PERÇOIS MES SENSATIONS
MAIS JE NE PEUX PAS M'EMPÊCHER DE MANGER

Progressivement, le comportement du mangeur devient moins maîtrisable. Il est sournoisement dominé par des processus inconscients qui l'incitent à manger davantage et qui l'empêchent de respecter les sensations qu'il détecte encore. Il doit manger beaucoup de protéines et de légumes qui ne font pas grossir pour ne pas succomber à la tentation de manger les aliments interdits. Mais, en même temps, si par malheur cela lui arrive, alors il doit en profiter au maximum, car il ne sait pas quand se présentera la prochaine occasion. Chaque fois que le mangeur consomme un aliment interdit, il mange sans limite, comme un condamné qui consomme son dernier repas. Son univers alimentaire se décompose dorénavant en deux catégories : les aliments « non grossissants » qu'il faut manger absolument, et les aliments « grossissants » qu'il faut éviter à tout prix. Le seul bon aliment est dorénavant celui qui ne fait pas grossir !

Cette manière de penser les aliments modifie en profondeur la relation du mangeur avec sa nourriture, qui s'imprègne d'émotions négatives. Il a peur de grossir, d'avoir faim, de manquer, il est en proie à la culpabilité, la frustration, il ne peut plus se réconforter avec les aliments qu'il affectionne. Progressivement, la nourriture devient l'obsession de sa vie. Ce n'est sans doute pas comme cela qu'il l'imaginait.

Le repas de gala et le jeudi protéiné

Ces recommandations auxquelles le docteur Dukan attache une si grande importance méritent une attention particulière. Elles sont une excellente illustration de la façon dont on peut gravement dérégler le comportement alimentaire. Dans le plan Dukan, les repas de gala apparaissent au cours de la phase de stabilisation. Il ne s'agit pas « de simples propositions », mais sont « obligatoires » et doivent être « suivis à la lettre », de façon à procurer du plaisir, « cette récompense vitale qui vous a été interdite pendant la durée de votre amaigrissement ». Ils imposent, deux fois par semaine, de consommer « n'importe quel type d'aliments, et tout particulièrement ceux qui auront manqué ». Le repas sera composé d'un apéritif, une entrée, un plat, un fromage ou un dessert, un verre de vin : « tout en bonne quantité. [...] servez-vous copieusement, mais ne vous resservez jamais deux fois du même plat[6]. »

Le jeudi protéiné consiste à pratiquer jusqu'à la fin de vos jours une journée de protéines pures. Vous devrez la faire partout, même en vacances, même en voyage. C'est le prix à payer pour obtenir un poids stable. « Encore une fois, ce prix n'est pas négociable. Faites cette journée parfaitement ou ne la faites pas, car ce serait en pure perte. [...] Vous êtes donc seul concerné par l'efficacité de cette mesure. Ne l'oubliez pas[7]. » « C'est une journée de rédemption destinée à contenir les diverses bavures de la semaine[8]. »

On imagine sans difficulté le comportement du mangeur aux prises avec son régime de croisière, ses repas de gala et sa journée de rédemption. Après des semaines de protéines et de légumes, voilà le mangeur enfin autorisé à manger ce qu'il veut et autant qu'il le veut. Autant dire qu'il risque bien de manger jusqu'à s'en faire péter la sous-ventrière et, bien sûr, sans tenir compte le moins du monde de ses sensations de satiété. Il ne s'agit en aucune manière pour lui de manger selon sa faim, mais de manger pour compenser toutes les frustrations passées et pour anticiper le manque à venir. Il mange comme s'il voulait en une fois rattraper tout le retard de pizzas, hamburgers, fromages, charcuteries, gâteaux, chocolats, confiseries, desserts... dont il se prive depuis des semaines. D'autant plus que, dès le lendemain, il lui faudra revenir à sa viande, ses légumes et son avoine. Ou peut-être même à une journée de protéines pures qui lui permettra d'effacer ses excès de la veille et de respecter la journée de rédemption qui lui a été ordonnée. Sous peine de « menacer la solidité de tout l'édifice ».

Il n'y a rien d'étonnant à ce que le docteur Dukan n'ait pas vu depuis longtemps un patient respecter sa faim et sa satiété. La frustration et la peur de manquer qu'il induit par ses méthodes se sont chargées de les faire disparaître.

Le trouble du réconfort

Il s'agit là d'un autre dérèglement induit par la notion d'aliments autorisés et interdits. L'une des fonctions des aliments est de produire du réconfort. Se nourrir permet d'atténuer ses tensions émotionnelles et de restaurer un état de détente. Il s'agit d'une fonction naturelle, décrite par les scientifiques aussi bien chez les animaux que chez les humains. Les aliments réconfortants ont la particularité d'être souvent gras et sucrés, riches en calories. Le réconfort qu'ils procurent ne dépend pas d'une substance entrant dans leur composition, mais uniquement de la relation que le mangeur entretient avec eux. Il faut les aimer ! Il faut également qu'ils soient consommés en toute sérénité, sans aucune trace d'émotion négative. Un sentiment de culpabilité, la crainte de grossir entraîneraient un affaiblissement du réconfort procuré, empêcheraient l'expression des processus psychophysiologiques du rassasiement, aboutiraient à une augmentation des quantités consommées ou conduiraient à une compulsion alimentaire.

Pour les spécialistes du comportement alimentaire, l'anomalie n'est donc pas de chercher à se réconforter en mangeant, mais de ne pas y parvenir. Comment le pourrait-on si on consomme un aliment en pensant qu'il nous empêchera de maigrir, de tenir nos engagements de régime ou même nous fera grossir ? Comment le pourrait-on si la plus petite bouchée consommée nous conduit à penser que nous sommes faibles, sans valeur ni volonté ?

Ce que ne cesse de répéter le docteur Dukan, ce grand spécialiste du comportement alimentaire qui se targue de connaître « cet être [“le gros”] aussi bien que si j’avais moi-même été gros[9] ».

À ce stade, le comportement alimentaire n’est plus contrôlé par les sensations alimentaires mais par les pensées et les émotions qui caractérisent sa nouvelle relation alimentaire. Certes, les sensations de faim et de satiété sont encore perçues, mais il est bien difficile de les respecter. Tout au fond de soi, le désordre s’étend et ébranle les piliers du comportement alimentaire.

STADE 3.
QUE SONT MES SENSATIONS DEVENUES ?

C’est là le stade ultime de l’anéantissement des sensations alimentaires ! Ce stade est marqué par la survenue de deux événements importants : les sensations alimentaires cessent d’être perceptibles et le contrôle mental du comportement alimentaire s’impose comme une obligation.

Le mangeur ne ressent plus ni faim, ni rassasiement, ni appétits spécifiques. « Je ne sais plus si j’ai faim ou si j’ai assez mangé », voilà ce que se dit le mangeur. Au cours du repas, celui-ci ne *sent* pas qu'il mange trop mais *se dit,* après coup, qu'il *a dû* trop manger parce qu'il se sent lourd. « C'est trop pour ma tête mais pas pour mon estomac. J'essaye de me servir des doses à peu près raisonnables et de m'arrêter quand c'est fini. » Ou bien, le mangeur ne s'arrête pas de manger car il *se sent* rassasié, mais parce qu'il *pense* que c'est assez : « J'ai fini mon repas sans pour autant avoir l'impression de ne plus avoir faim, mais mon cerveau me disait qu'*a priori* je n'avais plus faim. » En réalité, le mangeur est devenu incapable de percevoir la satiété : « Je sais que je suis censé ne plus avoir faim, mais je n'ai pas cette sensation d'être rassasié. » Désormais, le mangeur s'arrête quand son estomac est plein, quand il ne reste plus rien dans son assiette ou quand il considère qu'il n'est pas raisonnable de manger davantage. Les sensations qui constituaient la colonne vertébrale de son comportement alimentaire sont démantelées.

Dès lors, le mode mental s'impose comme le seul contrôle possible du comportement alimentaire. Ce contrôle oblige à une attention permanente et douloureuse, occupant en totalité les pensées du mangeur. Le stress alimentaire s'accompagne d'une amplification des envies de manger émotionnelles. Plus les envies de manger augmentent, et plus le mangeur est contraint de renforcer sa lutte et son contrôle, terrorisé à l'idée de basculer dans le craquage compulsif ou hyperphagique.

La douleur provoquée par cet envahissement mental est aujourd'hui devenue un nouveau motif de consultation. « Docteur, je voudrais seulement que la nourriture redevienne juste normale. » Nous recevons tous les jours des naufragés du régime Dukan qui demandent qu'on les délivre de leurs obsessions alimentaires. Souhaitant simplement, comme ils disent, « ne plus avoir à y penser », implorant que la nourriture retrouve sa vraie place et n'occupe plus tous les domaines de leur vie, acceptant même pour cela de reprendre quelques kilos qu'ils avaient si durement perdus.

STADE 4.
JE SUIS LE JOUET DE MES ÉMOTIONS

« J'ai bâti le plan Dukan [...] en l'ajustant au profil si particulier du gros, lui confectionnant un réseau de consignes sans faille qui canalise et utilise sa nature excessive et passionnée, son héroïsme et ses emballements de début et qui supplée à son inconstance dans l'effort[10]. » Pour satisfaire la nature du « gros », le docteur Dukan lui a donc confectionné un régime sur mesure. « Ce n'est pas un simple régime, mais un plan d'amaigrissement global que l'on accepte ou refuse comme un tout indissociable[11]. »

Le docteur Dukan a bien repéré le dysfonctionnement le plus caractéristique du comportement des personnes en surpoids ou obèses : ce fonctionnement en tout ou rien qui les incite à choisir le « rien » plutôt que la modération, pour échapper au « tout » qu'elles redoutent au plus haut point. Cette incapacité à respecter ses sensations alimentaires incite la personne en surpoids à exclure de son alimentation tout aliment dont elle risque de ne pas maîtriser la consommation. Ce qui la conduit vite à osciller constamment entre la restriction et la compulsion, entre le contrôle et la perte de contrôle, entre le régime et le craquage. Plutôt que de s'aventurer sur les chemins de la guérison de ce trouble, le docteur Dukan a choisi de l'accentuer davantage. Il en a même fait l'objet de sa fierté. Selon le docteur Dukan, sa grande découverte est d'avoir compris qu'un régime fonctionnant en tout ou rien serait particulièrement adapté à des personnes fonctionnant elles-mêmes en tout ou rien. C'est ainsi qu'il « explique non seulement [l']efficacité métabolique [de son régime] mais tout autant son formidable impact psychologique sur le gros qui, lui aussi, fonctionne selon cette même loi des extrêmes [...]. Ces affinités entre profil psychologique et structure du régime créent une rencontre dont l'importance est difficile à comprendre pour le profane mais qui, sur le terrain, est décisive. Cette adaptation réciproque génère une forte adhésion au régime qui facilite l'amaigrissement[12] ».

Aussi, pour complètement s'assurer que le « gros » échappe au *tout* et soit perpétuellement maintenu dans le *rien*, le bon docteur lui a confectionné « un régime qui ne peut être fait à moitié », « que l'on accepte ou refuse comme un tout indissociable », qui ne laisse « place à aucune interprétation ou transgression[13] ». Pour lutter contre l'irruption du *tout*, pour « avoir une chance de s'opposer à la violence de l'instinct, il faut le combattre sur son terrain, avec des moyens, un langage et des arguments issus du même registre instinctif [...]. Mais surtout, pour qu'un régime ou mieux, un plan global, ait une chance d'être adopté et suivi par le gros, il doit utiliser un autre ressort instinctif, l'argument d'autorité [...]. La préconisation d'un plan pour maigrir doit donc être formulée par une autorité extérieure à lui, une volonté qui se substitue à la sienne, et qui s'exprime sous forme de consignes précises, non sujettes à interprétation et non négociables [...][14] ».

Voilà donc le « gros », sous l'emprise de l'autorité dukannienne, définitivement prisonnier de son fonctionnement extrême, en *tout ou rien*, sans plus d'espoir d'en sortir.

Malheureusement, à ce stade de la restriction cognitive, le mangeur ne parvient plus à contrôler volontairement et consciemment son comportement alimentaire de façon permanente. Il alterne alors les périodes de restriction avec les périodes de craquage qui prennent des formes variées, du grignotage à la compulsion en passant par la boulimie ou le repas hyperphagique.

Une moindre résistance physique et mentale, des événements de vie, des problèmes émotionnels ou un simple écart de régime peuvent déclencher une perte de contrôle. Au stade ultime, il n'y a plus de retour du contrôle mental. Le comportement alimentaire est entièrement contrôlé par les émotions, à la merci de la moindre humeur. Les sensations alimentaires ne sont plus qu'un vague souvenir.

À ce stade, nous pensons que le docteur Dukan peut effectivement être fier de lui. Il a atteint son objectif : le « gros » a bel et bien confirmé qu'il fonctionnait en tout ou rien, sur un mode binaire. Plus que jamais !

Une patiente nous rapportait ce qu'elle observait au self de son entreprise : « Au mois de septembre, si j'arrivais un peu trop tard, il devenait impossible de trouver la moindre tranche de jambon, le moindre œuf dur ou pot de fromage blanc. Tout avait été confisqué par les dukannistes. Il était facile de les repérer à la composition de leur plateau-repas. Et puis en janvier, la direction a décidé une restructuration de l'entreprise. Certains étaient remerciés, d'autres étaient changés de service, mutés sur d'autres sites, affectés à d'autres fonctions… Le stress était partout dans l'entreprise. En juillet, quand je descendais un peu trop tard à la cantine, il n'y avait tout simplement plus rien à manger. »

« Mais pourquoi prévoyez-vous si peu ? », demanda-t-elle au cuisinier. « Mais Madame, lui répondit-il, nous commandons exactement les mêmes quantités que d'habitude. Mais ils se sont mis à manger comme quatre ! »

Alors pourquoi « dire qu'aucun aliment ne doit être exclu ou déconseillé et laisser croire que se priver de mayonnaise ou de chips quand on est trop gros puisse être responsable d'une frustration dommageable[15] ? » D'abord, cher docteur Dukan, parce que l'idée de supprimer certains aliments pour maigrir est une idée toxique et scientifiquement fausse. Et ensuite parce que les dangers des régimes ou de la restriction cognitive ont été parfaitement décrits par les spécialistes du comportement alimentaire. La personne désapprend à manger selon ses besoins et ses sensations alimentaires pour s'obliger à respecter des conseils souvent erronés. Le contrôle mental qu'elle s'impose constitue pour elle un stress alimentaire qui la rend de plus en plus vulnérable à ses émotions, qu'elle tente de calmer par des prises alimentaires. Mais celles-ci ne peuvent malheureusement plus lui apporter le réconfort espéré. Progressivement, en même temps que les sensations régulatrices disparaissent, le mangeur contrôleur se transforme en mangeur impulsif. Au bout du compte, sur une durée d'observation suffisante, tout au long de sa vie de régime, le mangeur restreint ne perd pas de poids, il en prend. Le cercle vicieux se referme.

S'il est aujourd'hui possible de perdre durablement du poids, ce n'est pas en renforçant les comportements de restriction, mais en apprenant à faire confiance à son corps, à son psychisme, à ce que ceux-ci demandent. Il ne s'agit pas de contrôle, mais d'écoute attentive : nos sensations alimentaires, nos émotions, qui ont assuré notre survie justement depuis la nuit des temps préhistoriques, sont nos guides physiologiques ; il convient de les reconnaître et de les respecter.

Voilà donc pourquoi, après avoir nous-mêmes prescrits des méthodes restrictives, à la lumière des données scientifiques en nutrition, en psychologie, nous avons renoncé depuis quinze ans à ces méthodes sans efficacité et dévastatrices pour le poids, la santé physique et mentale, et le comportement alimentaire de nos patients.

CHAPITRE 5

Le racisme antigros

Le rôle du médecin n'est pas de stigmatiser les personnes en surpoids

La discrimination des personnes en fonction de leur sexe, leur religion, leur race, leurs opinions politiques ou leurs caractéristiques physiques est un délit puni par la loi française. La discrimination des personnes en surpoids ou obèses n'en est pas moins une réalité dans notre pays. Cette ségrégation apparaît dès le plus jeune âge et se poursuit tout au long de la vie adulte. Les enfants gros subissent dès l'école maternelle brimades, moqueries et humiliations qui s'imprimeront dans leur mémoire pour le restant de leurs jours. Elles peuvent provenir de leurs pairs, parfois des éducateurs ou des professionnels de santé. Quand ce n'est pas de leur propre famille. Et, durant leur existence, cette différence de corpulence les pénalisera dans tous les domaines de leur vie personnelle, familiale, sociale, professionnelle… Ils auront de moins bons résultats scolaires ou universitaires, moins d'entretiens d'embauche, moins d'avancement au mérite, de moins bons salaires, moins de relations amoureuses, moins de possibilités de faire des mariages ascendants… À l'évidence, l'obésité est devenue un handicap social majeur dans les sociétés occidentales développées[1].

Cette discrimination plonge ses racines dans les stéréotypes de notre société, qui considère les obèses comme des personnes faibles, sans volonté, de moindre valeur personnelle, sales, paresseuses… Elle permet de comprendre l'exclusion sociale dont sont victimes les personnes en surpoids et la peur de l'exclusion dont sont frappées celles qui ne le sont pas encore. Elle permet aussi de comprendre les ravages de la stigmatisation qui conduit ceux qui en sont victimes à intérioriser ce discours de dénigrement et d'autodévalorisation. Ainsi que le terrible sentiment de honte qui l'accompagne.

COMMENT DISCRÉDITER SANS AVOIR L'AIR D'Y TOUCHER ?

Curieusement, s'il est interdit de discriminer, il n'est pas interdit de discréditer, d'insulter ou de calomnier les personnes en surpoids pour peu qu'on sache y mettre les formes. À cet égard, le docteur Dukan se présente comme un modèle du genre. Il incarne et utilise avec art les stéréotypes de son époque et, tout en assurant de sa bienveillance, s'emploie avec talent à discréditer les personnes qui sortent des normes pondérales, tant sur le plan physique que sur le plan personnel.

Nous n'accusons pas, à proprement parler, le docteur Dukan de discrimination. Mais nous observons qu'il est maître dans le maniement des idées qui en font la force, et que son discours charrie des relents de racisme antigros.

Comme on va le voir, la grassouillette, le joufflu, la rondouillarde, le ventripotent, l'adipeux, la corpulente, l'empâté, la pansue ne sont pas seulement mis à l'écart sur le plan social, ils sont surtout dévalorisés, démonétisés, dégradés, en un mot, stigmatisés.

Il n'y a là en fait rien de gratuit : la stigmatisation des obèses est destinée à servir d'assise à la motivation à maigrir. Et cette stigmatisation va loin, puisque le « gros » selon Dukan devient un sous-homme. Reconquérir son humanité : telle est la puissante motivation proposée pour suivre le régime Dukan !

LE « GROS » N'EST PLUS UN ÊTRE HUMAIN

Le docteur Dukan commence par nous dresser le portrait du « gros » : « Le surpoids déforme et alourdit les traits du visage qui perdent en finesse, en élégance et en harmonie. L'œil lui-même voit sa surface d'émission diminuer pour ne plus montrer qu'une pupille privée de sa porcelaine environnante, ce qui est loin d'être un détail. L'expression du visage change[2]. » Parlons aussi « du rôle dévastateur du surpoids [...] dans l'étirement de la peau, l'apparition des vergetures, le vieillissement de la silhouette et l'apparence en général[3] ». « Le corps peut longtemps se camoufler mais la posture générale s'expose sans masque. [...] Un certain arrondi sied à la séduction qui crée des contrastes de formes, mais l'attrait de cet arrondi décroît avec le franc surpoids qui fait perdre les formes au profit d'une corpulence massive globale. La perte du pouvoir de séduction est lourde de conséquences et s'inscrit dans la fuite du contact, du regard de l'autre et l'isolement. Enfin, le surpoids affecte le port du vêtement et l'élégance, tant féminine que masculine[4]. »

Le docteur Dukan connaît bien son affaire. Il sait que pour motiver ses troupes, il lui faut appuyer là où cela fait le plus mal. Il sait que les bénéfices santé sont une faible récompense pour les personnes en surpoids. Certaines études ont même montré qu'elles accepteraient sans hésiter de perdre un bras en échange d'un poids normal. L'homme est habile, il sait bien ce qui les fait souffrir et les terrorise : le rejet, l'exclusion, le manque d'amour et de reconnaissance. Aussi ne se contente-t-il pas de leur promettre une vie en bonne santé. Mais plutôt de prendre leur revanche et de remonter dans l'ascenseur social en recouvrant ce qu'elles convoitent le plus : la beauté. Avec elle, viendra « la réapparition progressive du pouvoir de séduction avec l'accès aux vêtements seyants[5] ». Puis le retour de la confiance en soi et de l'estime de soi. « Tout ce qui offre de la beauté offre du pouvoir, de la valeur et la motivation suffisante pour passer de l'indulgence passive à l'enthousiasme de la maîtrise de soi[6]. » « Y a-t-il sur terre des propositions et des raisons de vivre aussi puissantes et essentielles[7] ? » On se sent pousser des ailes !

Mais ce n'est pas tout. Le « gros » n'est pas simplement laid. Son excès de poids lui fait perdre sa qualité d'être humain ! Aussi le docteur Dukan propose-t-il « aux Terriens d'aujourd'hui un moyen de lutter contre leur surpoids. [...] [En faire] une cause pour la protection et la sanctuarisation de l'humain. [...] Le moment est venu pour l'individu de résister à l'accélération de ce processus de déshumanisation[8] ». Dukan nous a quittés, il n'est plus avec nous, il est au-dessus de nous, dans une stratosphère d'où il observe la planète Terre et s'adresse à ses habitants. Grossir, nous dit-il, n'est pas une fatalité. « Il est possible, souhaitable de résister pour rester humain, conforme à la programmation de notre espèce. [...] En commençant par maigrir, nombreux sont ceux qui trouveront dans cet engagement un moyen de retrouver [...] le sens de l'humain. [...] ceux qui affrontent leur surpoids sont des rebelles. Sans en prendre pleinement conscience, ils refusent quelque chose de plus profond que leur poids, ils tentent de résister aux nuisances du mode de vie responsable de leur fuite dans l'aliment. Ils veulent rester humains[9]. »

Seulement voilà, pour reconquérir sa beauté et son humanité, le « gros » devra d'abord surmonter son plus terrible handicap : il est faible et sans volonté. Il admet d'ailleurs « sans honte [...] sa faiblesse, voire même une certaine immaturité dans le registre de la gestion de son poids ». Il s'avoue « étonnamment faible face à la nourriture[10] ».

Pour surmonter cette infirmité de l'âme, le « gros » a besoin « d'objectifs précis à atteindre, fixés par un donneur de consignes extérieur à lui avec instauration de points de passage où il puisse rendre compte de ses efforts[11] ». Son « plan pour maigrir doit donc être formulé par une autorité extérieure à lui, une volonté qui se substituera à la sienne et qui s'exprime sous forme de consignes précises, non sujettes à interprétation et non négociables[12] ». Car ce que quémande cet être sans force de caractère, c'est « une volonté extérieure à la sienne, un décideur qui marche devant lui et lui fournit des consignes, toujours des consignes, encore des consignes[13] ». On en croit à peine nos oreilles. Est-ce bien un nutritionniste qui s'adresse ainsi à nous ? Est-ce bien de notre poids qu'il nous parle ? Son discours sur la volonté ne conduit-il pas le docteur Dukan à de bien dangereuses dérives qui réveillent chez chacun d'entre nous des images et des souvenirs évoquant bien autre chose qu'un simple régime amaigrissant ?

Mais c'est uniquement sur le champ de bataille du régime, arborant ce nouveau corps conquis de haute lutte comme un trophée de gloire, que le « gros » pourra mériter ses galons d'humain. Seul un combat victorieux lui permettra d'afficher sa dignité retrouvée et de faire la preuve de sa valeur. Mais qu'il ne s'avise pas de maigrir par d'autres moyens qui seraient autant d'aveux de faiblesse. Ainsi, par exemple, la chirurgie de l'estomac serait « une triste manière d'avouer que l'opéré n'a ni la motivation ni le caractère nécessaires pour suivre un régime amaigrissant et qu'il a fallu lui garrotter l'entrée de l'estomac pour l'obliger à le suivre. C'est en fait le plus barbare des régimes, le plus éprouvant, le plus humiliant[14] ».

« GROS, C'EST MOCHE. MOCHE, C'EST MAL »

Ce genre de discours, cela s'appelle de la stigmatisation. La stigmatisation consiste en un processus de discréditation qui touche un individu considéré comme « anormal », « déviant ». Cet individu devient alors réduit à cette caractéristique dans le regard des autres, ce qui justifie une série de discriminations sociales, voire d'exclusions[15].

Les qualités de l'individu s'effacent face au « stigmate obésité ». La personne n'est plus une mère de famille méritante, ou une habile juriste, ou un sympathique camionneur, ou un bon élève, ou un voisin serviable, mais un ou une « obèse », un « gros », dirait Dukan, et, très secondairement, autre chose.

Ainsi, les personnes obèses seront décrites physiquement en fonction de leur poids, plutôt que d'une autre caractéristique. De plus, la stigmatisation culpabilise : le gros l'est par sa faute, et cela justifie toutes les discriminations, toutes les mesures d'exclusion.

Lorsque Air France a proposé fin 2009 de faire payer aux personnes obèses deux places d'avion au lieu d'une, nous nous sommes dit que nous avions là un remarquable exemple de stigmatisation. Air France, en effet, décidait là que les personnes ayant une certaine conformation corporelle n'étaient en fait plus vraiment des personnes, mais un tas de kilos. Car, rappelons-le, normalement, les compagnies aériennes transportent des personnes humaines. Des personnes, il en existe de grandes, de petites, de maigres et de grosses, et c'est à la compagnie aérienne de s'adapter à la diversité humaine, et non pas aux individus de s'adapter aux sièges offerts par la compagnie.

Puis, lorsque nous avons lu dans le journal *L'Express*, l'éditorial d'un journaliste de bonne réputation comme Christophe Barbier, qui applaudissait des deux mains, qui expliquait qu'il est naturel de punir les personnes obèses, car elles le sont par leur faute, nous nous sommes dit que la stigmatisation de l'obésité était décidément l'un des plus puissants stéréotypes de notre époque[16].

Cette discrimination semble logique à beaucoup. Elle part de l'idée que la personne obèse est responsable de sa situation, qu'il est toujours possible de contrôler son alimentation et son poids. Si on ne le fait pas, c'est donc qu'on manque de volonté, qu'on n'a pas le contrôle de ses conduites. Qu'on est un être faible en somme. Comment dès lors, donner des responsabilités à une personne aussi négligente, qui a une mauvaise hygiène corporelle ? N'aura-t-elle pas à l'évidence une plus faible productivité, moins d'ambition ? Comment pourra-t-elle diriger une équipe, encadrer d'autres personnes ?

STIGMATISÉ, HUMILIÉ, DÉTRUIT

L'intériorisation de la stigmatisation aboutit à une honte destructrice. La stigmatisation ne se résume pas à cette discrimination sociale, ce rejet, cette mise à l'écart. Le stigmatisé a tendance à intérioriser la stigmatisation dont il est victime. Il se construit alors en fonction de ces rejets, en vient à se déprécier, et l'image qu'il se fait de lui-même se dévalue.

L'effet le plus désastreux de la stigmatisation est la honte que cela impose à la personne stigmatisée. La honte conduit à une véritable désintégration de l'individualité, une forme d'effondrement, qui va restreindre ou empêcher toute pensée, toute action. En fait, tous les registres de l'existence sont contaminés par cette honte paralysante et démobilisatrice. Quoi qu'on fasse, dans quelque domaine que ce soit, rien n'effacera le fait qu'on est gros et que cela est impardonnable.

Lorsque l'individu ne parvient pas à camoufler sa honte, ce qu'il s'efforce habituellement et vaillamment de faire, celle-ci ne suscite chez l'autre que de la gêne ou du mépris, à moins que ce ne soit de la pitié, ce qui n'est guère mieux.

Cette honte aboutit à transformer le discours sur l'obésité en une forme de prophétie autoréalisatrice : la personne en surpoids adhère au discours social sur l'obésité. Elle croit sincèrement qu'elle est responsable de son état. Honteuse, inhibée, tout occupée à masquer ses sentiments réels vis-à-vis d'elle-même, à donner faussement le change, elle finit par ressembler à ce portrait qu'on fait d'elle, d'une personne faible et sans valeur.

Pour Werner Cahnman, un sociologue américain qui, le premier, s'est intéressé à la stigmatisation des personnes obèses, « l'adolescent obèse est triplement victime : premièrement parce qu'il est discriminé, deuxièmement parce qu'il est incité à comprendre qu'il est le responsable de ce qui lui arrive et enfin parce qu'il en vient à accepter son traitement comme normal et juste[17] ».

En fait, la honte d'être gros est bien plus corrosive que la culpabilité de trop manger. La culpabilité peut être évacuée par le biais d'actes de contrition, dont le moindre est le régime amaigrissant. Un régime dur, privatif, est une punition méritée, et donc acceptée souvent de bon cœur. La punition conduit à la rédemption, à la minceur enfin méritée. Mais la honte d'être gros disparaît-elle pour autant ? Rien n'est moins sûr : on a été gros, et maigrir ne l'efface pas. L'obèse, même amaigri, est marqué dans sa chair, dans son âme.

Le docteur Dukan sait ce qu'il fait quand il ordonne à ses adeptes de pratiquer chaque jeudi du reste de leur vie une « journée de rédemption ». L'autoflagellation, en quelque sorte, encore et encore, à la recherche d'un impossible salut.

AU BOUT DU RÉGIME DUKAN, LA PERTE D'ESTIME DE SOI

N'est-ce pas là où veut nous emmener le docteur Dukan, justement, en enfermant les personnes obèses dans leur obésité, en les réduisant à cela : un « gros », une « grosse » ?

Le docteur Dukan sait habilement utiliser à son profit le puissant stéréotype qu'est le rejet de l'obésité dans nos sociétés. Il fait honte, culpabilise, puis propose punition et rédemption. Comment résister ? Surtout, n'est-ce pas, lorsqu'on vous a convaincu que vous êtes effectivement sans volonté ?

La méthode Dukan est donc destinée à des personnes qu'on aura préalablement convaincues de leur incapacité à trouver en elles suffisamment de ressources pour procéder aux changements nécessaires. Qu'à cela ne tienne, puisque le docteur Dukan leur propose de s'appuyer alors sur sa volonté à lui, de suivre les règles édictées par lui.

« Ce que le “gros” [...] attend du nutritionniste, [c'est] une espérance, un enthousiasme, une promesse forte et rapide de retrouver sa dignité, sa beauté, son bien-être, sa santé, son estime de soi, sa normalité[18] », nous dit-il.

Ainsi maigrira-t-on avec le régime Dukan : en obéissant à une volonté supérieure, celle du diétogourou. Si bien qu'en cas de succès, on ne s'en attribuera nullement le succès. « J'ai maigri grâce à la méthode Dukan, dira-t-on, parce que moi-même j'en étais incapable. »

Et lorsque l'on regrossira, inéluctablement, un peu plus tard, on ne se dira certainement pas que, en définitive, cette méthode n'était peut-être pas aussi efficace qu'elle en avait l'air. Oh non, on se dira : « J'ai maigri grâce à Dukan, j'ai regrossi par ma faute. »

Maigrir grâce au régime Dukan fait la démonstration de notre incapacité, et regrossir quelque temps plus tard nous achève. Les méthodes de ce genre sont des machines à détruire l'estime de soi.

LE RACISME ANTIGROS EST INACCEPTABLE !

Rétablissons la vérité. Stigmatiser et discriminer les personnes en fonction de leur physique est injuste et illégal, nous l'avons dit. Dire qu'une personne est responsable de ses caractéristiques physiques est une forme d'ostracisme qu'on ne réserve dorénavant qu'aux personnes obèses. Le racisme, critiquer une personne en fonction de la couleur de sa peau, la réduire à « un Noir », « un Jaune », n'est plus toléré dans notre société. Il n'est pas davantage acceptable qu'on réduise quelqu'un à la couleur de ses cheveux, qu'on parle par exemple du côté diabolique des rouquins ou des rouquines. Critiquera-t-on la forme des oreilles, du nez, du menton, en tirera-t-on des conclusions quant aux capacités ou à la personnalité de la personne ? Aussitôt de multiples voix s'élèveront contre ces relents de physiognomonie et les relents de racisme que cela cache.

Le poids, encore une fois, semble bénéficier d'une surprenante immunité, car l'idée selon laquelle chacun décide de son tour de taille ou de la forme de ses hanches est un stéréotype puissant de notre époque.

La réalité est autre. Le poids d'un individu dépend étroitement et fortement des gènes qu'il a reçus en partage ; il dépend de l'histoire de sa vie, des expériences qu'il a vécues ; il dépend du nombre de régimes amaigrissants qu'il a faits dans le passé, car les allers-retours pondéraux aboutissent le plus souvent à des prises de poids qui ne sont pas forcément réversibles. Le poids dépend aussi du mode de vie, de la plus ou moins grande sédentarité, mais pour une part plus minime qu'on ne le pense habituellement.

Quant au comportement alimentaire, lui aussi est contrôlé par des gènes reçus en héritage et, là encore, le fait de tenter sempiternellement de contrôler son poids aboutit à dérégler les mécanismes neurophysiologiques qui contrôlent naturellement le comportement alimentaire.

Certes, on peut maigrir par une décision volontaire, sur le court terme. C'est indéniable. Mais, sur le long terme, la situation devient vite intenable. Seules quelques personnes parviennent à ne pas regrossir après un régime drastique, du genre de celui du docteur Dukan, et c'est au prix d'un effort de tous les instants, d'une obsession alimentaire et pondérale, qui retentit sur le psychisme et se révèle destructeur de la personnalité.

EN SOMME, ON NE FAIT PAS CE QU'ON VEUT AVEC SON POIDS

Alors, comment s'y prendre ? Abdiquer et donner carte blanche à un diéto-gourou, lui laisser prendre les rênes de sa vie ? Mais c'est le contraire qu'il convient de faire !

« Si tu veux aider un homme un jour, offre-lui un poisson ; si tu veux l'aider toujours, apprends-lui à pêcher. » Et c'est bien, quant à nous, notre philosophie. Nous offrons à nos patients, à nos lecteurs, à ceux qui fréquentent notre site Internet, différents outils qui vont leur permettre de progresser. Mais si nous fournissons les outils, nous ne décidons pas à leur place, nous ne substituons pas notre volonté à la leur. Nous ne leur suggérons pas qu'ils sont faibles et que nous sommes tout-puissants.

Bien au contraire, nous leur faisons confiance, car nous savons que, dès lors qu'ils comprennent qu'ils ne sont pas en faute, dès lors qu'ils cessent d'être prisonniers de leur honte, dès lors qu'eux-mêmes se font suffisamment confiance, ils sont alors en mesure de reconstruire leur vie.

Il leur faudra passer par un lent et patient travail sur leur comportement alimentaire, sur les émotions de toutes sortes qui conduisent à manger en réponse, un travail de réconciliation avec leur corps et avec eux-mêmes.

Au bout du compte, la personne en difficulté avec son poids et son comportement alimentaire comprendra que son destin lui appartient, qu'elle est maîtresse de sa vie, que cette vie, c'est là, maintenant, nulle part ailleurs. Cette vie, c'est avec ce corps-là, car il n'y en a pas de rechange, et on doit le remercier, ce corps, quelle que soit son apparence, quelles que soient ses imperfections, car c'est lui qui fait que nous sommes vivants et conscients de l'être.

Certains maigriront beaucoup et en seront heureux ; d'autres maigriront, mais pas autant qu'ils l'avaient espéré ; d'autres enfin ne maigriront pas, mais tous, nous l'espérons, en effectuant ce travail sur eux-mêmes, reprendront confiance en eux, et ne se laisseront plus stigmatiser par qui que ce soit.

CHAPITRE 6

L'utopie du docteur Dukan

Les utopies ou l'enfer pavé de bonnes intentions

Le docteur Dukan a parfaitement compris que le moteur principal de l'obésité ne consistait pas seulement en des erreurs diététiques, qui nous conduiraient à manger des aliments qui feraient grossir, mais que, très souvent, on était plus gros que notre nature ne le voulait en raison d'une détresse psychologique.

Aussi nous propose-t-il ses solutions afin que chacun puisse trouver le bonheur et, dès lors, réussir son régime Dukan. Ainsi, grâce à lui, devrions-nous bientôt, non seulement tous être minces comme des haricots, mais être aussi pleinement heureux. Décidément, il faut avoir bien mauvais esprit pour refuser pareille proposition !

STRESS, CONSOMMATION, OBÉSITÉ : LE TRIO INFERNAL

« Le surpoids d'un individu n'est pas l'histoire d'un homme qui a faim et qui se repaît au point de produire des réserves inutilisées. C'est celle d'un homme éperdu qui vit mal dans un monde pour lequel il n'est pas fait, telle une abeille égarée dans une forêt qu'elle ne reconnaît pas et d'où elle ne parvient pas à tirer son miel[1] », nous dit-il.

Cette détresse est bien souvent le fruit d'un mode de vie centré sur la productivité d'un côté, sur la consommation de l'autre.

« Oui, grossir est le marqueur d'une souffrance ou d'un mal-être imposés par la contradiction entre notre nature première et notre culture dominante, entre ce pourquoi nous sommes faits et ce que nous faisons. Oui, nous grossissons sous l'influence d'une société fondée sur le critère économique de la consommation. De la naissance à la cinquantaine, nous sommes dressés pour nous nourrir au-delà de nos besoins biologiques et confier notre activité à des robots économiseurs d'efforts. Ensuite, de 50 ans à la fin de vie, on soigne les conséquences de notre surpoids[2]. »

Nous adhérons pleinement à ce diagnostic que nous avions pour notre part dénoncé en 2006, dans

Dictature des régimes : attention ![3] Il est effectivement difficile de s'adapter aussi vite qu'il le faudrait aux mutations de notre société : la famille, le couple, la féminité, la parentalité, les modes de communication, la mondialisation… tout change. Dans le monde du travail, depuis quelques décennies, la réduction des effectifs, l'augmentation de la productivité, la crainte du chômage engendrent une angoisse pour tous les salariés, et ont conduit à durcir les relations sociales au sein des entreprises, petites ou grandes.

On ne se fait plus guère de cadeaux, de nos jours !

Comment se protéger de ce stress permanent, de cette angoisse sourde, de cette dépression plus ou moins latente ? Notre société nous propose un moyen simple, socialement valorisé : la consommation effrénée. Comme nous l'écrivions : « leur [des individus des sociétés consuméristes] appétit de jouissance est insatiable : on veut tout ! Des voitures et des maisons, des meubles et des bibelots, des voyages et de nouvelles expériences, de la culture et des spectacles, du pain et des jeux[4] ».

Et, bien sûr, le plus aisé à consommer, c'est la nourriture ! Nous mangeons des aliments riches, gras et sucrés, afin de nous calmer, de nous rassurer, de moins souffrir. Malheureusement, cette stratégie nous fait immanquablement prendre du poids, dans une société qui ne le tolère pas, ce qui ne fait qu'ajouter à notre souffrance !

Jusque-là, donc, nous partageons le point de vue du docteur Dukan. Mais pas au-delà.

RIEN DE NOUVEAU SOUS LES PYRAMIDES

Le docteur Dukan nous annonce qu'il a découvert, à partir de son expérience, huit besoins fondamentaux, guère satisfaits dans nos sociétés, selon lui : 1) la survie individuelle, la nourriture ; 2) la survie de l'espèce, en l'occurrence la sexualité, l'amour, le couple, la famille ; 3) le besoin de pouvoir, la position sociale ; 4) l'habitat, la sécurité ; 5) l'appartenance à un groupe ; 6) le besoin ludique ; 7) le besoin de bouger, de faire fonctionner le corps ; 8) le besoin de vivre entouré de nature.

A-t-il entendu parler du psychologue Abraham Maslow et de ses travaux sur la motivation, de sa célèbre pyramide des besoins, qui date de 1940* ?

---

* Maslow distinguait cinq étages dans sa pyramide : la base est représentée par nos besoins corporels (manger, boire, dormir, respirer, se reproduire) ; vient ensuite le besoin de sécurité (sécurité corporelle, de santé, de propriété) ; puis le besoin d'appartenance et les besoins affectifs (amour, intimité, amitié et relations familiales) ; puis encore l'estime (confiance, respect des autres et par les autres, estime de soi) ; et enfin l'accomplissement personnel (créativité, résolution des problèmes, valeurs morales).

Ou bien a-t-il entendu parler d'Épicure, ce philosophe grec de l'Antiquité, qui distinguait quatre catégories de besoins : les besoins naturels indispensables à la vie et au bien-être, les besoins dont on peut à la rigueur se passer (sexe, amour, jeux, arts), les aspirations réalisables mais artificielles (richesse, gloire...), les aspirations irréalisables (désirs d'immortalité...) ?

Qui sait ? Peut-être, effectivement, comme il le prétend, notre bon docteur, tout comme il n'avait peut-être jamais entendu parler d'A.-F. Creff, n'a-t-il jamais entendu parler de tout cela non plus. Et peut-être a-t-il conçu sa propre pyramide seulement à partir de son expérience personnelle.

LE BONHEUR SELON DUKAN

Voilà donc nos besoins définis. Le bonheur consiste-t-il, dès lors, à remplir toutes les cases, avoir tout juste à tous les étages de la pyramide ? C'est effectivement ce que propose le docteur Dukan dans sa *Lettre au futur président de la République*.

Il s'agira de combattre « la solitude affective, le manque d'amour », rendre la vie professionnelle plus gratifiante, d'éviter que souffrent « des compétents [...], écrasés par des dominants ». Il faudra modifier l'habitat qui est « inhumain », « un espace clos [...] désorientant des êtres créés pour habiter sans compter dans un espace sécurisé et suffisant pour accueillir celles et ceux qui leur tiennent à cœur[5] ».

Il faudra aider ceux « ayant du mal à s'intégrer dans leur groupe, [...] qui se sentaient exclus et marginalisés[6] ». Il faudra encore savoir s'amuser, être « ludique ». Certains ont « perdu leur joie naturelle de jouer avec d'autres humains, le plaisir de satisfaire cet instinct ludique qui permet à tous les mammifères d'apprendre à vivre[7] ».

On réapprendra à se servir de son corps, car certains ont « perdu jusqu'à la nostalgie des joies de son usage ».

Le « contact avec la nature [...], ses arbres, ses fleurs, ses rivages, ses tempêtes, ses levers et ses couchers de soleil, ses animaux, le chant et le vol des oiseaux, sa terre et ses parfums[8] » n'est pas oublié.

Enfin, la grande majorité a « perdu toute relation au sacré, à la spiritualité, à l'absolu, au besoin de croire qui a toujours aidé l'homme à vivre [...][9] ».

Et que dire de l'« éloignement du registre de l'émotion esthétique, du besoin viscéral du beau évincé par la religion de l'utile[10] » ?

Voilà donc le président de la République pourvu de sa feuille de route. Comment procéderat-il pour concrétiser tout cela, améliorer l'habitat, valoriser les compétences, mais aussi vaincre la solitude, aider les individus à s'intégrer dans un groupe, leur faire apprécier les couchers (et aussi les levers) de soleil ? Comment fera-t-il afin que chacun bouge, chante, danse, écoute le chant des oiseaux, apprécie les belles choses et s'éveille enfin à la spiritualité ? Comment fera-t-il pour que tout le monde, il soit beau, pour que tout le monde, il soit gentil ?

Cela, le bon docteur se garde bien de nous l'expliquer.

LES LIMITES DES UTOPIES

Le docteur Dukan, à partir d'un diagnostic juste, nous propose une bien mauvaise stratégie, qui consiste à vouloir transformer ce monde imparfait en un monde idéal, qui se conformerait aux désirs et aux besoins de chacun. C'est ce qu'on appelle une utopie, un genre littéraire ancien, qui remonte à Platon et sa *République*. Thomas More relance le genre au XVIe siècle avec son île d'Utopie, une société parfaitement rationnelle, où chacun est l'égal de l'autre, où la propriété privée n'existe pas, où le bonheur règne. À la même époque, François

Rabelais nous décrit son abbaye de Thélème, dans *Gargantua*, où, dans une société sans la moindre contrainte, sans conflit d'aucune sorte, chacun se comporte spontanément en être vertueux.

De nombreux auteurs se sont exercés à proposer leur vision d'une société idéale. Citons pêle-mêle l'Eldorado de Voltaire, le pays des Houyhnhnms de Jonathan Swift, l'île de Tamoé du marquis de Sade, le Phalanstère de Charles Fourier, *L'Île mystérieuse* de Jules Verne, *L'Utopie moderne* de H. G. Wells ou *Le Meilleur des mondes* de Aldous Huxley.

Ces utopies ont en commun cette idée que le bonheur découle nécessairement de la forme d'organisation sociale. Modelons le monde afin de le rendre plus juste, plus cohérent, et ainsi ceux qui y vivront verront tous leurs besoins, tous leurs désirs comblés et seront nécessairement heureux.

Le problème, avec les utopies, est sans doute qu'elles font l'impasse sur l'individu, son caractère, son histoire, ses goûts et ses désirs, sa spécificité, ce qui fait qu'il est lui-même et pas un autre. Elles proposent une modification de l'ordre social, un « meilleur des mondes », et postulent que chacun pourra, et même *devra* s'y épanouir. Aimeriez-vous vivre dans le monde Bisounours du docteur Dukan, à supposer qu'il soit possible ? Un monde policé, lisse, si bien organisé, un monde Club Med, ou plutôt un monde dans le style de ce feuilleton anglais des années 1960, *Le Prisonnier*, un monde apparemment idyllique, mais dont on ne peut s'échapper. Est-ce cela, le bonheur ? Est-ce ainsi que la vie acquiert du sens ?

AU BONHEUR DU MANGEUR

Pour notre part, nous ne croyons pas qu'il soit possible ni même souhaitable de mettre en place ce monde parfait. Oh, certes, notre société est perfectible, et bien des actions pourraient être entreprises afin de faciliter la vie des mangeurs que nous sommes, pour rester sur ce terrain précis. Nous nous sommes d'ailleurs essayés à faire des propositions dans ce sens[11].

Nous proposons par exemple de faire en sorte que tout un chacun puisse disposer d'un temps et d'un lieu qui lui permettent de manger au calme, attentivement, en s'intéressant à ses sensations alimentaires, à son plaisir, à son contentement, en somme tout ce qui, normalement, guide les conduites alimentaires. Nous proposons aussi de valoriser les différentes cultures alimentaires, de valoriser le partage et la convivialité. Nous insistons sur l'unité corps-esprit, sur le fait que chacun se doit de choyer son corps car c'est grâce à lui qu'il est vivant ; cette unité retrouvée passe par une mise en mouvement de ce corps, sans brutalité, sans recherche de performance, afin de mieux le ressentir et l'apprécier. Les pouvoirs publics peuvent encore encourager la lutte contre l'hégémonie de la minceur, contre les actes et les paroles stigmatisants et discriminants.

Un tel programme n'a rien d'utopique, n'a pas l'ambition de rendre heureux. Il s'agit juste de réparer certains dysfonctionnements sociaux, de revisiter des concepts souvent vieillots, des stéréotypes et dont la fausseté a été démontrée. En somme, créer un environnement plus propice à l'écoute et au respect de ses sensations alimentaires régulatrices, ainsi que de ses désirs, de ce qui fait sens pour soi. Libre à chacun, à partir de là, de choisir ses chemins de vie, de se fixer ses propres objectifs.

TRANSFORMER LE MONDE OU SE TRANSFORMER SOI-MÊME ?

Allons plus loin : nous pensons que les utopies promettant le bonheur pour tous dès lors que le monde aura été aménagé pour cela ne peuvent que produire davantage de malheur. Elles conduisent à penser qu'il convient de changer le monde plutôt que de nous adapter au monde tel qu'il est.

Notre expérience avec les personnes souffrant de troubles du comportement alimentaire et de problèmes d'obésité nous a enseigné cela : certaines personnes supportent mal les inconforts physiques et mentaux. Elles tentent de les éviter en utilisant différents mécanismes de défense qui détournent leur attention des pensées, des émotions pénibles. Manger sur un mode compulsif est l'un de ces mécanismes de défense ainsi que la suractivité, sous forme de travail compulsif, de sport compulsif, d'achats compulsifs, et ainsi de suite. Le problème vient de ce que plus on évite ses vécus pénibles, plus on les redoute, et plus on devient sensible à tout désagrément. Et plus, donc, on a recours à son mécanisme de défense. On appelle cela une *addiction comportementale.*

Pour s'en sortir, deux stratégies sont possibles. On peut chercher à aplanir toutes les difficultés de la vie, chercher à la rendre lisse, de telle sorte qu'aucune pensée déplaisante, qu'aucune émotion négative ne vienne plus nous perturber. Telle est la solution des utopistes en général et du docteur Dukan en particulier.

Ou bien on peut aider les personnes sujettes à des addictions comportementales à mieux supporter les pensées déplaisantes qui peuvent faire irruption dans leur espace mental, à mieux supporter leurs émotions, à les vivre sans crainte, même lorsqu'elles s'avèrent, à certains moments, désagréables, voire douloureuses.

Comment peut-on croire sérieusement que des émotions telles que la peur, l'angoisse, l'anxiété, la déprime, le chagrin, la colère, la culpabilité, la honte ou même l'ennui pourraient disparaître de ce monde ? Ces émotions sont inhérentes à notre fonctionnement mental et même à notre survie. Imaginer un monde dans lequel ces émotions n'auraient pas leur place est totalement… utopique !

Utopique et, de plus, peu souhaitable. Car n'est-il pas sain et naturel d'avoir du chagrin quand on perd un être cher ? N'est-il pas souhaitable d'avoir peur face au danger, de s'inquiéter à propos de ce qui se passera demain ? Cette peur, cette angoisse ne sont-elles pas des alertes, des stimulants qui nous conduisent à prendre les précautions nécessaires, à nous préparer à ce qui nous attend ? N'est-ce pas une bonne chose que de ressentir de la culpabilité lorsqu'on a mal agi ? Sans culpabilité, sans doute serait-il nécessaire de mettre un policier derrière chaque citoyen, et un autre encore derrière le policier.

Ces émotions, dites négatives, ne le sont pas tant que ça, car elles ont leur utilité, leur fonction. Il convient donc que nous puissions les vivre, les assumer, sans les fuir. Et lorsque nous le faisons, ces émotions disparaissent alors d'elles-mêmes, et l'humeur se rétablit naturellement[12].

L'IMPULSIVITÉ ALIMENTAIRE, AU CŒUR DU PROBLÈME

Les personnes ayant développé des addictions comportementales du fait d'une tendance naturelle, ou bien en raison des conduites de restriction mises en place, sont en proie à des comportements impulsifs. Toute émotion entraîne une prise d'aliment, destinée à minorer ou gommer ladite émotion. Et même lorsqu'il s'agit d'une émotion agréable, là encore, on fera appel à une conduite alimentaire, non pas pour supprimer un désagrément, mais pour renforcer un agrément. Un système en tout ou rien domine la vie psychique et les comportements.

L'impulsion alimentaire est irréfléchie, de l'ordre du réflexe : telle chose se passe, et je mange. Pas n'importe quoi, mais des aliments hautement caloriques, les seuls qui procurent des sensations intenses, capables d'influencer les émotions. De plus, comme nombre d'études l'ont montré, ce phénomène impulsif est fortement aggravé par la pratique des régimes et des comportements restrictifs.

Ce type de problématique appelle un travail psychothérapeutique. Pour notre part, nous utilisons les approches cognitivo-émotionnelles, dans le cadre des thérapies cognitivo-comportementales. D'autres thérapeutes font appel à d'autres techniques.

Mais Dukan, lui, que propose-t-il ? À une internaute qui, lors d'un tchat sur le site lexpress.fr, lui demandait : « J'ai constamment envie de sucreries et ne peux pas m'en priver sur du long terme. Avez-vous la solution pour perdre mes 15 kilos en trop ? », le docteur Dukan répondait : « Quand on a besoin de sucreries sans pouvoir s'en passer, il faut l'assumer et le contourner avec des substituts comme le faux sucre, le cacao dégraissé, le son d'avoine, les laitages édulcorés, les compotes de rhubarbe, les sodas light, les chewing-gums et les bonbons sans sucre[13]. »

Aux personnes sujettes aux compulsions sucrées, il propose ses fameuses galettes au son d'avoine : « [La] galette au son d'avoine est un formidable outil de défense pour la boulimique. [...] [Il est possible aux boulimiques] de se confectionner autant de galettes qu'elles le souhaitent sous toutes leurs formes et leurs arômes, cela leur évitera des crises pouvant atteindre des sommets caloriques avec des aliments de très mauvaise qualité[14]. » De l'avoine pour calmer le malheur, quelle trouvaille !

Nous voilà bien loin, tout à coup, de la réforme sociale visant à éradiquer le malheur, de la pyramide qu'il s'agirait de construire afin d'accéder au bonheur ! Et quel formidable aveu d'impuissance ! Ainsi donc, l'impulsivité alimentaire, la boulimie, les problèmes psychologiques et émotionnels qui les sous-tendent, rien de cela ne résisterait au gavage au son d'avoine ? Pourquoi n'y avait-on pas pensé plus tôt ?

LE SALUT DANS LA BOULIMIE : ÉTONNANT, NON ?

En fait, le gavage proposé n'est rien d'autre qu'une forme de boulimie qui, bientôt, laissera à nouveau la place à des consommations plus caloriques. On se sera rempli tant et plus avec les aliments light, ce qui conduit inéluctablement à se remplir derechef avec des aliments riches. Boulimique on était avant le son d'avoine, et plus boulimique encore on sera après le son d'avoine !

Nous sommes pour notre part à la fois moins présomptueux et, peut-être, plus ambitieux que les utopistes. Moins présomptueux, car nous ne proposons pas aux pouvoirs publics de transformer le monde, seulement d'améliorer les conditions psychologiques et sociales dans lesquelles on mange. Et plus ambitieux, car nous croyons que les personnes en souffrance avec leur poids et leur comportement alimentaire sont capables d'évoluer, de modifier leurs réactions face à des pensées gênantes, des émotions pénibles ou douloureuses, en un mot d'augmenter leur tolérance émotionnelle.

C'est là un long et patient travail, que celui qui consiste à devenir plus endurant face à son univers mental. Il nécessite qu'on parte en exploration de soi-même, qu'on apprenne à reconnaître ses mécanismes de pensée, qu'on se familiarise avec ses émotions, avec les sensations physiques qu'elles allument, qu'on accepte ce qu'on est, qui on est. Les outils sont là : les thérapies cognitivo-émotionnelles, en particulier, ont fait des progrès décisifs dans ce sens ces deux dernières décennies.

Ainsi, devenu plus solide, le mangeur saura-t-il écouter sa faim et sa satiété, rechercher le contentement procuré par la nourriture sans avoir le besoin d'en abuser. Il saura alors s'adapter au monde tel qu'il est, dans le moment présent, sans qu'il soit besoin de le refaire de A jusqu'à Z. Si le malheur vous fait manger, pourquoi n'essayez-vous pas le bonheur ?

CHAPITRE 7

Avons-nous besoin d'un diéto-gourou ?

Le diéto-gourou veut-il notre bien ?

Un *guru*, dans l'hindouisme, est « celui qui supprime les ténèbres ». C'est un saint homme, un modèle, un instructeur. Il est un Maître qui va guider son adepte dans sa progression, en lui épargnant pièges et égarements.

Mais, aujourd'hui, trouver un sens à sa vie est, pour certains, un problème mineur face à un autre problème, autrement plus urgent, plus crucial : la problématique du poids et des formes corporelles. Dans nos sociétés modernes, être en surpoids ou obèse se traduit par un rejet global de la personne. Elle n'a pas de volonté, et donc peu de valeur, que ce soit dans le monde du travail ou dans la vie relationnelle et sentimentale. Elle est laide, inesthétique, repoussante, provoquant le dégoût, dans un monde où l'apparence physique est tout ou presque tout. Une croyance s'est peu à peu imposée : vous êtes ce dont vous avez l'air, ni plus ni moins.

La personne de corpulence différente est donc comme naufragée, en perdition et, de fait, exclue. Elle a souvent tenté de résoudre par elle-même ses difficultés, mais a lamentablement échoué. Elle a tenté les chemins raisonnables, les menus diététiques, les aliments sains, les diètes équilibrées. Elle a consulté les médecins traditionnels, acheté des livres de diététique, suivi les conseils des journaux, s'est considérablement instruite, mais sans que cela se traduise par un poids durablement satisfaisant.

Aussi, désespérée, est-elle prête à s'en remettre à toute personne qui lui promet de la sauver.

Là intervient alors le gourou salvateur, celui qui est porteur d'un message simple, univoque, indiscutable. Celui qui clarifie le problème, au point de rendre la solution évidente, directe, lumineuse.

Le diéto-gourou moderne n'est cependant pas sans précurseurs. Comme le montrent quelques exemples de sauveurs historiques : le diéto-gourou ne date pas d'hier, et chaque époque a le sien.

LE RÉGIME BANTING, LE DUKAN DU XIXe SIÈCLE

Qui a dit que le régime protéiné était une nouveauté ? Monsieur William Banting est un Anglais obèse et gros mangeur, entrepreneur de pompes funèbres de son état. Après avoir tenté moult méthodes, il en vient à consulter le docteur William Harwey, un chirurgien renommé. Ce dernier, faisant référence aux travaux d'un physiologiste français, Claude Bernard, qui avait constaté la richesse en sucres du foie des diabétiques, préconise un régime sans hydrocarbures, avec le moins de graisses possible, mais illimité en albuminoïdes (c'est-à-dire sans glucides ni graisses, mais riche en protéines). Banting devait donc manger beaucoup de viande et de poisson maigre matin, midi et soir, à l'exception du porc et du saumon, accompagnés de légumes autres que les pommes de terre.

Le régime hyperprotéiné était né ! Banting maigrit et se dépêche d'en faire un livre, vite devenu un best-seller[1].

Il est piquant de lire, chez Dukan, une histoire similaire, quoique inversée. Le docteur Dukan nous conte, dans *Je ne sais pas maigrir*, les origines de sa vocation. Jeune médecin, sans connaissances particulières en nutrition, il rencontre un patient qui lui demande de le sauver de son obésité rebelle et récidivante. « Faites-moi suivre le régime que vous voudrez, supprimez-moi tous les aliments que vous voudrez, mais pas la viande, j'aime trop la viande[2] », lui dit son patient. Le docteur Dukan s'exécute et prescrit son premier régime hyperprotéiné, couronné de succès.

Il eût été amusant que ce soit l'ancien obèse, sur le modèle de William Banting, qui se fût mis à écrire sa méthode et nous pondre des best-sellers. Mais non, dans ce cas précis, c'est le médecin, et non le patient qui développa la méthode et prit la plume. À quoi tient l'histoire…

HORACE FLETCHER, LE GRAND MASTICATEUR

Horace Fletcher est un Américain de San Francisco qui a fait fortune dans la fabrication des encres et dans l'import-export. C'est un athlète, un tireur d'élite en même temps qu'un artiste peintre. Pourtant, la compagnie d'assurances avec laquelle il a contracté une assurance sur la vie décide de résilier ledit contrat en raison de son obésité (100 kilos pour 1,67 mètre).

Voilà qui est assez agaçant, et ce d'autant plus que suivre les conseils des différents médecins appelés à la rescousse ne produit guère d'effet. Puis Fletcher entend parler d'une méthode préconisée par lord William Gladstone, Premier ministre britannique : celui-ci recommande de mâcher trente-deux fois chaque bouchée afin de maigrir et d'être en bonne santé.

Fletcher se met donc à mâcher et perd une vingtaine de kilos en 1889, qu'il ne reprendra pas jusqu'à sa mort en 1919. On l'appellera le « Grand Masticateur ». On mâchera davantage les aliments riches en fibres comme les viandes ou les légumes, mais on n'omettra pas de mâcher aussi les autres. On mâchera même les liquides, le lait et les soupes, au moins symboliquement. Un plat représentant 12 à 15 bouchées prend alors de quinze à vingt minutes ; un dîner complet ne nécessite pas moins de 2 500 mâchages. On ne doit déglutir que lorsque tout le goût d'une bouchée en a été extrait, que celle-ci est totalement liquéfiée. Le résidu qu'on ingère en définitive sera alors digéré de façon complète et aisée, ce qui assurera à l'intéressé santé parfaite et longévité.

Fletcher a maigri, mais ne s'arrête pas là. Il s'est sauvé, reste maintenant à sauver le monde. S'habillant de blanc, il se fait prosélyte, donne des conférences, recrute des adeptes. La méthode, explique-t-il, va bien plus loin que la perte de quelques kilos : son corps est purifié, assaini et ses excréments « sentent comme un biscuit chaud ».

Quel succès, en tout cas dans le monde anglo-saxon. Les enfants ne mastiquent plus, mais « flétchérisent » leur viande. La méthode est récupérée par le docteur John Harvey Kellogg, un quacker, celui-là même qui invente les céréales de petit déjeuner, qui la propose à ses curistes dans son sanatorium. Le docteur Ernest Van Someren, médecin britannique, publie en 1901 dans le *British Medical Journal* un article où il explique que la mastication complète des aliments permet de stériliser la partie basse des intestins, un gage de bonne santé.

On n'en a d'ailleurs pas fini de mâcher. Les théosophes, végétariens, végétaliens, macrobiotistes, tous engagent leurs adeptes à compter le nombre de mastications. Et, bien sûr, nombre de régimes médiatiques reprennent la même idée, sur un mode plus ou moins farfelu.

ROBERT ATKINS VEUT SAUVER LE MONDE DU FLÉAU ULTIME, L'OBÉSITÉ

Robert Atkins est certes médecin et cardiologue, mais cela ne l'empêche pas de souffrir dans sa chair. Devenu obèse, il s'essaie à perdre du poids avec les régimes de l'époque, sans succès. Il l'avoue, il manque terriblement de volonté. Que faire ?

Robert Atkins se plonge alors dans la littérature médicale et exhume la théorie élaborée dans les années 1920 par un obscur médecin du travail, décédé entre-temps, feu le docteur Alfred W. Pennington : selon ce dernier, en l'absence d'hydrates de carbone, l'organisme « satisfait sa faim en brûlant sa propre graisse ». L'ennemi, ce sont les glucides ou hydrates de carbone.

Le régime Atkins est donc simple : pas de pain, de féculents et autres légumineuses, pas de fruits, de lait et, bien entendu, rien qui soit à base de saccharose. Durant les premières semaines, sucer un cachou peut s'avérer catastrophique. À la place, on mangera des viandes grasses, de la volaille, des œufs, du poisson, du fromage. Les fritures seront bienvenues, de même que la mayonnaise, la crème fraîche ou la sauce au beurre.

Là encore, cela marche ! Et, bien vite, le docteur Atkins, se transforme en diéto-gourou. Il publie des livres, fait des conférences, recrute des adeptes enthousiastes. Dans le même temps, porté par son succès, sûr de détenir la vérité en toutes choses, il peaufine son discours, afin de sauver le monde.

L'histoire humaine dans son entier peut se résumer à une lutte entre le Bien et le Mal, entre l'alimentation préhistorique du chasseur-cueilleur, si saine, et l'alimentation du cultivateur de céréales, si néfaste à l'humanité.

« Vers 7000 avant J.-C., l'homme néolithique commença à planter des graines et des racines et à se sédentariser. Il ajouta à son alimentation des hydrates de carbone non raffinés. Certains ne purent s'adapter à ce nouveau mode d'alimentation et le taux de mortalité s'accrut sans nul doute.

« Puis, la révolution de l'industrie alimentaire, qui date de moins de deux cents ans, aboutit à la production de riz raffiné, de "céréales et farineux dégermés et blanchis". » Enfin, apparut « le sucre raffiné, l'hydrate de carbone tueur ».

Le sucre est mortel, tout simplement. Il engendre un déficit en vitamines, des effets antinutritifs, des troubles du métabolisme, des caries dentaires. Et « si le sucre peut détruire les dents [...], quels ravages ne commettra-t-il pas sur le reste du corps ? », nous questionne Atkins.

Pis encore, le sucre raffiné rend fou : « Que de fois on établit un diagnostic erroné sur les malades mentaux ! [...] je suis convaincu qu'une large proportion de ces patients ne souffrent pas d'un désordre psychique mais d'un trouble physique – une hypoglycémie fonctionnelle que l'on pourrait facilement soigner en supprimant les hydrates de carbone de leur alimentation. » En effet, poursuit Atkins, « l'hypoglycémie reproduit les symptômes de presque tous les désordres neuropsychiatriques ».

Peu à peu, Atkins glisse vers une théorie du complot. Le corps médical s'obstine à prescrire des régimes qui affament, on ne l'écoute pas en haut lieu, alors qu'il est clair qu'il détient la vérité. Dès lors, on est en droit de se demander si on ne doit pas « lier en partie cet aveuglement aux vastes investissements financiers déversés dans les divers services de l'enseignement diététique par les fabricants de produits riches en hydrates de carbone » ?

Face à tous ces ennemis, Atkins voit loin, grand : « J'ai fait un rêve… Oui j'en ai fait un. J'ai rêvé d'un monde où nul n'aurait besoin de se plier à un régime. Un monde où les hydrates de carbone raffinés et engraissants seraient à jamais exclus de l'alimentation », paraphrasant Martin Luther King.

Nous sommes dans les années 1970 et le mot de révolution est à la mode. Aussi Atkins nous propose de faire la révolution… diététique. Il convient d'« entreprendre une vaste action nationale pour changer les choses. Il faut modifier les lois afin de procurer à tous le moyen de s'alimenter d'une façon saine. J'en suis si fermement convaincu que jamais mon travail ne sera terminé aussi longtemps qu'une révolution diététique nationale n'aura pas été lancée. Une action politique peut réduire les hydrates de carbone de votre alimentation. Comme n'importe quelle révolution, la révolution diététique ne peut s'opérer sans la pression des consommateurs sur l'économie ».

Les parallèles entre Atkins et Dukan sont nombreux. D'ailleurs Dukan ne s'en cache pas. Il avoue sans complexe sa plus grande admiration pour le docteur Atkins. Tous deux font référence à une époque mythique, les temps préhistoriques, où on mangeait une nourriture qui convenait à l'espèce humaine, où on menait une vie saine et sans chichis, naturelle. Nous pourrions retrouver ce Paradis terrestre en mangeant comme à l'époque, en abandonnant les produits d'une civilisation pervertie. Le fait que l'espérance de vie à ces époques ne devait guère dépasser les 30 ans ne les effleure pas.

Tous deux considèrent que l'obèse livré à lui-même est sans volonté. Pour ces personnes, suivre un régime classique est pire qu'un chemin de Croix. Atkins, qui a vécu cela dans sa chair, peut en parler : « Si quelqu'un m'enjoignait de me mettre à un régime de 1 200 calories par jour, je me mettrais à pleurer », nous assure-t-il. Dukan, quant à lui, nous dit : « Ce que souhaite un gros décidé à maigrir, ce qu'il demande à un thérapeute ou à une méthode, c'est d'éviter d'avoir à affronter seul la punition infligée à tout être qui s'oppose volontairement à un comportement de survie[3]. »

Tous deux veulent embrigader la nation, voire l'espèce humaine dans la lutte contre l'obésité. Tous deux, dans leur épopée sectaire, s'avèrent entourés d'adeptes enthousiastes qui gonflent leur narcissisme comme à l'hélium. Mais ce déséquilibre les oblige à une surenchère qui s'emballe. Ils ne peuvent maintenir leur position qu'en sauvant le monde, pas moins. Et malheureusement tous deux sont également victimes d'un sourd complot ourdi par les forces de l'*establishment* qui s'opposent à la révélation de la vérité.

VRAIS ET FAUX GOUROUS

Pour comprendre la mécanique qui conduit un banal médecin, ou bien un homme, une femme en surcharge pondérale, ou toute personne qui pense avoir trouvé la martingale de la minceur, à se transformer en diéto-gourou, il nous faut nous pencher sur la nature des gourous, et la relation qui unit le gourou à son adepte.

Le gourou véritable, tout d'abord, dans l'hindouisme, vit au niveau du soi divin. Il ignore la colère, la peur, l'agression, l'avidité, la jalousie, la convoitise. Il est indépendant et invulnérable ; son esprit et son comportement sont authentiquement purs, sans passion, sans intérêt pour l'argent, le pouvoir ou le sexe ; il est bienveillant vis-à-vis de tous ; il aime ses disciples sans faiblesse ni complaisance.

Bien des maîtres zen, gourous tibétains et bouddhistes sont de cette trempe. Ils ont généralement avec leurs disciples une relation très proche, dans laquelle le disciple fait un serment d'allégeance totale à son maître. Mais aussi, sans doute pour toucher un plus large public, ils peuvent accepter qu'il puisse y avoir plusieurs niveaux de foi. Pour les sympathisants, ils parleront essentiellement à l'intelligence, considérant les disciples comme des êtres éveillés et, donc, intelligents. L'objectif n'est pas d'enseigner une vérité, mais plutôt de la faire surgir grâce à différentes pratiques. Les leçons portent sur la nécessité de méditer, d'être attentif à ses actions et leurs conséquences, sur le fait que seule l'expérience personnelle permet de progresser, d'éviter les pièges de l'agressivité et de l'avidité.

Mais on rencontre aussi toutes sortes de fondateurs de sectes qui se posent en gourous sans avoir les qualités d'élévation d'âme, d'ataraxie, de désintéressement. Leur conduite ne correspond aucunement à leurs discours. Bien au contraire, ils se montrent vénaux, vantards, avides d'expériences sexuelles et, fréquemment, mentalement déséquilibrés. Ces tares découragent-elles leurs disciples ? Bien souvent, pas le moins du monde, car tout cela est mis sur le compte de comportements « non conventionnels », les règles habituelles, les jugements, ne s'appliquant pas à ces personnes hors du commun.

LE COUPLE GOUROU-ADEPTE

L'adepte, le disciple font le gourou, qui ne serait rien sans eux.

L'adepte demande à être séduit. Il le demande avec force, avec ténacité. Il hurle son besoin. Si bien qu'en définitive, il séduit le gourou, qui s'exécute et tient son rôle.

C'est ce que Jean-Yves Roy, un psychiatre canadien, appelle la *relation bergère*, reposant sur « un contrat addictif fait de domination et de soumission, un jeu d'emprise et d'intrusion, d'adulation et de vénération [...] », entre les participants à cette conviction et leur gourou. Mais ce jeu d'emprise vient contredire le discours du gourou, qui prône apparemment la progression par l'expérience, l'autonomie, la liberté nécessaires à un réel progrès, physique, mental et spirituel de l'adepte.

Pourquoi l'adepte demande-t-il ainsi tant à être séduit, captivé, capturé ? C'est qu'il est en perdition. Il traverse une crise, il recherche du sens, et ceux qu'on lui propose jusque-là ne le satisfont pas. Il recherche une solution à ses problèmes, à ses difficultés de vie, et sait que lui-même n'est pas capable de trouver les solutions qui conviendraient.

En train de se noyer, l'adepte veut une bouée. Il lui faut une vérité simplifiée, restreinte, accessible, qui donne un sens univoque au monde, et surtout qui produit ses effets immédiatement.

Fasciné par le gourou, pourvu d'une vérité, le disciple est alors dispensé de penser par lui-même, de réfléchir. Quel soulagement ! Il applique le dogme, et ce dogme lui apporte tout ce dont il a besoin.

De son côté, le gourou, entouré de ses fidèles, est justifié par eux. Il n'est plus un quidam anonyme. Il est le porteur d'une vérité fondamentale, élu par ses disciples pour porter un message. La vérité qu'il vient de découvrir s'impose comme incontournable. De laïque qu'il était, il est devenu clerc. Insignifiant, il est devenu important. Ignorant, il se fait omniscient. Jusque-là débordé lui-même par le monde et sa complexité, il s'est transfiguré. Il saisit les lois qui régissent l'univers. Il est élu au rang de prophète.

LE DIÉTO-GOUROU, SAUVEUR DES OBÈSES

On devient le plus souvent diéto-gourou par le biais d'une expérience initiatique. On était gros et, seul contre tous, on fraie son chemin vers la minceur, combattant le dragon de l'obésité. Ou bien, mage de second ordre, on a tout à coup une révélation, trouvée dans de vieux grimoires, dans des articles auxquels personne n'avait fait attention, ou bien tout simplement par hasard, par accident.

Le dogme, peu à peu, se construit. De patientes recherches permettent de l'étayer. L'Église prend corps autour de son prophète. L'adulation dont il est l'objet conduit le diéto-gourou à se persuader qu'il détient la vérité, qu'il a donc une mission sur cette terre. Il doit convaincre les tièdes, combattre sans relâche les mécréants, jusqu'au triomphe de la vérité. Faute de quoi son narcissisme se dégonflera telle une baudruche.

De son côté, l'adepte veut un diéto-gourou qui lui dise ce qu'il doit faire, et qui bien entendu lui garantisse le résultat. Il veut croire, être séduit, qu'on lui insuffle la volonté qu'il pense ne pas avoir.

Le discours du diéto-gourou, comme celui de tout pseudo-gourou, commence par une phase qu'on pourrait nommer un *lavage de cerveau*. Oublie tout ce que tu sais, car tu ne sais rien. Oublie tout ce que tu es, car tu n'es rien. Ainsi, le diéto-gourou explique que, face à l'obésité, l'individu livré à lui-même est impuissant, sans volonté, sans méthode.

Il convient de déconstruire les illusions dans lesquelles l'individu se complaisait. Peut-être rêvait-il d'une méthode médicamenteuse ? Ou qu'une psychothérapie lui viendrait en aide ? Que les choses s'arrangeraient d'elles-mêmes ? Il n'en est rien.

Il doit donc faire confiance à son diéto-gourou qui, lui, connaît la bonne méthode, sait insuffler la force nécessaire. Voilà la « phase de reconstruction » : nous sommes ensemble, nous faisons partie d'une communauté qui a raison contre tous les autres, notre Maître nous éclaire dans les ténèbres.

Comment cela ? Il convient en premier lieu de faire vœu d'obéissance, de manger exactement comme le diéto-gourou dit qu'il faut manger, sans jamais fléchir ni tricher. Un pas de côté, et ce sera la chute. On peut aussi s'appuyer sur la communauté des fidèles, s'identifier à ceux qui, grâce au diéto-gourou, ont trouvé la lumière. Bien souvent, dans ses livres, dans ses conférences, le diéto-gourou n'est guère avare d'exemples édifiants, et cite abondamment les adeptes qui ont réussi.

Quelle fragile entreprise ! Le diéto-gourou, comme tout pseudo-gourou, est bien fragile, si dépendant de ses adeptes, de la croissance de leur nombre. Comme il est dur de ne pas être reconnu à sa juste valeur ! Comme il est dur de ne pas être écouté alors qu'on *sait*. Côté adepte, qu'il est facile de sortir du bon chemin, de se perdre, d'être ensuite déçu, amer, désillusionné.

LA MÉTHODE DUKAN : SÉVÈRE MAIS JUSTE

Le docteur Dukan, dans son best-seller *Je ne sais pas maigrir*, nous explique l'aboutissement de sa méthode : le fameux quatuor de régimes successifs, d'intensité décroissante, qui constitue un « [...] chemin fléché et fortifié, interdisant tout échappement[4] ». Il emploie des mots puissants : avec ces régimes empilés, il a touché la « terre promise » ; le début est « sévère », mais « foudroyant » ; on maintient les acquis par une journée hebdomadaire de rédemption jouant le « chien de garde[5] ».

Le ton est donné : l'adepte doit se plier à la volonté du maître. Il doit abandonner toute idée personnelle, doit obéissance. Tel est le prix à payer pour être sauvé. Le choix des mots n'a rien d'anodin. Nous ne sommes pas ici dans le conseil d'un expert, mais dans un rapport de soumission. Le vocabulaire, d'ordre religieux, évoque l'emprise de la secte.

L'adepte, rappelle Dukan à de multiples reprises, est un être faible, sans volonté. Comme il ne peut rien par lui-même, il a donc besoin de son diéto-gourou qui, lui, possède, le *mana*, c'est-à-dire une puissance magique, une énergie, un pouvoir d'influence surnaturel, un « truc » qui fait que « ça marche ».

L'adepte va donc rechercher « une volonté extérieure à la sienne, un décideur qui marche devant lui et lui fournit des consignes, toujours des consignes, encore des consignes, car ce qu'il déteste le plus au monde et ne sait tout simplement pas faire, c'est décider seul du jour, de l'heure et des moyens de sa privation[6] ».

Le « gros », averti qu'il est sans force, que cette force qui lui permet de maigrir n'est pas sienne, appartient à son diéto-gourou, comprend à quel point il est dépendant de son diéto-gourou. Dukan met les points sur les *i* : « Le gros amaigri et victorieux sait d'instinct qu'il n'a pas le pouvoir de conserver seul et sans encadrement le fruit de son effort. Il sait aussi que, livré à lui-même, il reprendra du poids, d'abord lentement puis plus vite et avec ce même extrémisme qui lui avait permis de maigrir[7]. »

Ainsi, la réussite ne sera pas sienne, mais celle de son diéto-gourou. À l'inverse, tout échec ne sera pas celui de son diéto-gourou, mais le sien propre, parce qu'il se sera éloigné de son diéto-gourou, aura abandonné les préceptes salvateurs, en d'autres termes aura perdu la foi et cessé de pratiquer.

Telle est bien la conclusion : je maigris grâce à Dukan, je regrossis par ma faute.

LE GRAND PROJET CITOYEN DU DOCTEUR DUKAN POUR LA FRANCE ET LE MONDE

Sauver des adeptes en leur insufflant le *mana* dont ils sont dépourvus conduit à une grande satisfaction. Mais le pseudo-gourou ne peut se contenter de cela. Fragile, et donc pris dans une dérive inflationniste, il se veut prophète, doit révéler sa vérité au monde, partir à sa conquête.

Dukan propose donc de « faire de la France le pays du monde d'où viendra la réponse à l'épidémie du surpoids, un fléau [...] qui frappe un milliard et demi d'humains[8] ». Pas moins.

Comment faire ? Que tout le monde suive les préceptes du régime Dukan serait assurément un bon préalable. Mais, nous explique Dukan, l'obésité qui gagne le monde « n'est pas l'histoire d'un homme qui a faim et qui se repaît au point de produire des réserves inutilisées. C'est celle d'un homme éperdu qui vit mal dans un monde pour lequel il n'est pas fait, telle une abeille égarée dans une forêt qu'elle ne reconnaît pas et d'où elle ne parvient pas à tirer son miel[9] ».

Il s'agit d'un malaise dans la civilisation : « Oui, grossir est le marqueur d'une souffrance ou d'un mal-être imposés par la contradiction entre notre nature première et notre culture dominante, entre ce pourquoi nous sommes faits et ce que nous faisons. Oui, nous grossissons sous l'influence d'une société fondée sur le critère économique de la consommation. De la naissance à la cinquantaine, nous sommes dressés pour nous nourrir au-delà de nos besoins biologiques et confier notre activité à des robots économiseurs d'efforts. Ensuite, de 50 ans à la fin de vie, on soigne les conséquences de notre surpoids[10]. »

On se saurait donc se tirer de ce mauvais pas que grâce à une remise en question globale, ou bien, comme l'aurait dit Atkins à son époque, une « révolution ».

Une révolution diététique, pour commencer. Et, pour cela, il convient nous explique le nutritionniste, de réformer le marché de l'alimentaire. Dukan propose ainsi qu'on abandonne purement et simplement les aliments glucido-lipidiques, diaboliques, c'est-à-dire les pâtisseries, les biscuits, les produits chocolatés, les différentes friandises, mais aussi les plats en sauce, et qu'on les remplace par des aliments allégés. On consommera en remplacement : des faux sucres, du saumon fumé ou frais, du surimi, des carrés frais, des laitages, yaourts, petits-suisses, faisselles, des jambons light, de la viande des Grisons, de la bresaola, du son d'avoine.

Mais que les industriels de l'agroalimentaire ne s'inquiètent pas : ceux qui vendront les produits recommandés par le docteur Dukan « ne tarderont pas à entrer dans un nouvel eldorado[11] ». La tâche est certes rude, mais « [...] cuisiner sans matière grasse ajoutée ni féculents augmente le risque de l'entreprise, mais bien davantage le mérite. Ce que je leur suggère, c'est d'inscrire leur nom dans l'histoire des mentalités, des mœurs et des valeurs ».

La cuisine et la gastronomie françaises devront « créer un corpus de recettes, une littérature culinaire à intégrer dans le régime des obèses et des gros pour enchanter leur parcours[12] ».

On créera aussi une « École internationale de cuisine de lutte contre le surpoids[13] » ainsi qu'une « Académie française de cuisine antisurpoids ». « Cette académie devra être convaincue que le surpoids est un ennemi dont la marche victorieuse lui impose de devenir une école de guerre[14]. » « Sur le plan pratique cette académie réunira des enseignants, des médecins, des nutritionnistes, des diététiciens, des grands cuisiniers, des industriels de l'agroalimentaire [...]. Il y aura des psychologues et des psychothérapeutes, mais aussi de nouveaux passeurs, les neuroscientifiques, qui auront pour mission d'expliquer le mode de fonctionnement du cerveau[15]. »

Pourra-t-on encore, consommer du fast-food ? Mais oui, bien sûr : ce sera « un "Mac Du", un sosie [du] Big Mac adapté à ceux qui désirent continuer à jouir des attraits du fast-food, sans contrevenir à mon régime [...]. Il [suffirait] de remplacer les deux tranches de pain de mie au sésame par deux galettes de son d'avoine de même forme et dimension [...][16]. »

On initiera aussi une école du poids, « [...] diffusant un enseignement sur le Net avec ses classes,

ses professeurs, ses cours, ses diplômes, ses récompenses, ses travaux pratiques […][17] ». Les enfants des écoles, les lycéens seront récompensés de leurs efforts pour atteindre ou conserver le juste poids par des points supplémentaires au baccalauréat[18].

L'« industrie de la beauté » n'est pas oubliée. Elle devra « participer, par la puissance de ses moyens d'action et de ses incitations, à la prise de conscience du rôle dévastateur du surpoids dans l'équation de la beauté, dans l'épaississement des traits du visage, l'expression du regard, l'étirement de la peau, l'apparition de vergetures, le vieillissement de la silhouette et de l'apparence générale[19] ».

Tout cela suffira-t-il ? Sans doute pas, car, rappelons-le, le « surpoids n'est que le reflet d'un malaise dans la civilisation[20] ». Pour sortir de ce malheur, il convient d'utiliser « une force encore plus puissante et hiérarchiquement plus élevée que l'alimentaire au sein des besoins humains, quelque chose de plus vital : le bonheur[21] ».

Nous y voilà : ce dérèglement alimentaire, cet appel à des nourritures toxiques viennent de ce que notre société nous a pervertis. « [Mon projet de "l'économie du bonheur"] tient en peu de mots : apprendre à vivre en milieu hostile grâce à des clés de vie et de fonctionnement qui permettent de concilier notre vieille humanité naturelle et notre nouvelle humanité culturelle[22]. »

Comme on voit, la tâche est grandiose, mais à l'échelle du problème planétaire, n'est-ce pas ? Comme c'est toute l'humanité qui est en souffrance : « Initié en France, cet enseignement devra être partagé avec le reste du monde. [...] Pour cela, cet enseignement devra être prodigué à partir de la France et sous son égide [...][23]. »

Nous voilà arrivés au bout de la surenchère possible, de l'inflation narcissique du diéto-gourou : parti d'un banal problème de surcharge pondérale, il en vient à la fédération de la France, puis du monde, sous sa houlette. Tous et toutes, des cuisinières sans grade aux grands chefs, des professeurs des écoles aux académiciens, des chercheurs en sciences humaines aux neuroscientifiques dans leurs laboratoires, en passant par les psychologues et les psychothérapeutes, tous participeraient à la grande aventure. Mais quelle récompense à l'arrivée : une alimentation saine, un bonheur enfin trouvé.

Nous voilà passés du diéto-gourou régional au gourou cosmique.

LE DOCTEUR DUKAN : BON GOUROU OU PSEUDO-GOUROU ?

Mais notre docteur Dukan est-il un bon gourou, ou bien fait-il partie de ces pseudo-gourous dont nous avons parlé plus haut ?

Rappelons que le gourou véritable se caractérise par son élévation d'âme, son ataraxie, son désintéressement. Le pseudo-gourou a tendance à se montrer vénal, vantard, avide d'asseoir sa domination. Il procède, vis-à-vis de ses adeptes, par une phase de lavage de cerveau suivie d'une phase de reconstruction : tu n'es rien, tu ne vaux que par moi. Enfin, le fait d'être porteur d'une vérité, et surtout le fait d'être reconnu lui permettent de sortir de son insignifiance et d'accéder au rang de prophète.

Le docteur Dukan, dans ses paroles, dans ses écrits, dit être profondément désintéressé. Ses droits d'auteur engrangés grâce à ses best-sellers, son site Internet ? Bah, ce n'est pas ce qui le fait écrire ou travailler. Il ne veut que le bien public, et rien d'autre. Les produits alimentaires labellisés « Dukan » vendus en supermarché ? Tout cela se fait en dehors de lui. On voit que le docteur Dukan a parfaitement mesuré les enjeux : il ne peut être crédible en tant que gourou que dans la mesure où il est personnellement désintéressé.

Pourtant, nous avons bien du mal à le croire. Peut-être est-il exact que le docteur Dukan n'a pas d'intérêt à titre personnel dans ce business agroalimentaire développé autour de sa méthode. Mais la holding familiale, Sedad, présidée par le fils du docteur, Sacha, constitue une PME florissante, au développement international. « Régime Coach », l'entité dédiée à l'activité Internet, est détenue à 80 % par la famille. Différentes filiales gèrent les boutiques en ligne, qui vendent une cinquantaine de produits estampillés Dukan, à base de son d'avoine, de céréales, qui sont aussi distribués en supermarché ou en pharmacie. Au total, le magazine *Capital*[24] estime que la « start-up Dukan » dégage 20 millions d'euros de chiffre d'affaires, ce que la société a néanmoins démenti.

Le docteur Dukan, qui se dit donc « propriétaire de rien », parfaitement désintéressé, est-il parvenu à cette merveilleuse ataraxie, c'est-à-dire cette tranquillité d'âme, cette paix intérieure ? Qui sait ? Mais ma foi, il arrive que le docteur Dukan la perde, cette équanimité, lorsque par exemple il fait un procès à un nutritionniste concurrent. Rappelons l'histoire : comme le docteur Jean-Michel Cohen avait critiqué le régime Dukan dans une interview donnée à un magazine (*Meilleure santé*) en juin 2010, le bon docteur lui fait un procès en diffamation, ainsi qu'au journal en question. Procès qu'il perdra en juillet 2011.

Sans doute l'ouvrage que vous tenez entre les mains sera-t-il examiné à la loupe par le docteur Dukan et ses avocats afin de déterminer s'il y a matière à procès. Cet appétit pour les procédures, outre qu'il éclaire la psychologie de l'individu, est aussi un moyen de faire taire les critiques par le biais de l'intimidation et de l'autocensure.

En ce qui concerne ses relations à ses adeptes, *alias* dukanettes et dukanautes, nous avons vu comment le docteur Dukan les traite : le « gros » doit tout d'abord prendre conscience qu'il est sans volonté, sans puissance, qu'il ne bénéficie du *mana* du Maître que dans la mesure où il lui obéit et le glorifie. Ainsi le docteur Dukan assoit-il sa puissance sur ses fidèles.

Mais cet équilibre instable oblige aussi à entrer en expansion, à conquérir le monde, ne serait-ce que pour conforter l'adepte dans l'idée que son maître détient bel et bien la vérité. On en vient donc à l'illumination de la planète par le docteur Dukan.

Sans doute le docteur Dukan n'est-il pas le premier diéto-gourou que la terre ait porté, et assurément pas le dernier. Mais quel bel avatar il constitue, et grâce aux moyens de communication modernes, grâce au désespoir ambiant, si nombreux sont désormais ses adeptes !

ÇA SUFFIT LES GOUROUS

La relation perverse qui unit le diéto-gourou à ses adeptes est finalement destructrice pour ceux-ci. Elle les conforte dans la croyance qu'il existe une solution simple, rapide, magique, à leurs difficultés pondérales. Mais cette solution, on leur martèle que ce ne sont pas eux qui en ont la clé, et même on les décourage de la chercher, cette clé. Bien au contraire, dukanautes et dukanettes sont maintenus dans l'idée qu'eux-mêmes ne peuvent rien pour résoudre leurs problèmes, que seul un autre, extérieur à eux-mêmes, en l'occurrence leur maître, leur gourou, peut quelque chose pour eux. L'espoir suscité est à la mesure du désespoir. Ils entrent alors dans un jeu de dépendance, qui aggrave leur dévalorisation et leur fait perdre encore un peu plus leur estime de soi. Lorsque survient la phase de désillusion, la chute s'avère terrible.

Pour notre part, notre démarche est à l'opposé. Ce que nous désirons, c'est que la personne en difficulté avec son poids et ses formes corporelles apprenne à résoudre par elle-même ses différents problèmes. Que, par un patient travail, elle acquière la capacité à se suffire à elle-même.

Il n'y a alors aucune magie. Juste un travail, lent et parfois difficile, pour vaincre les difficultés rencontrées, une par une, peu à peu. Il s'agira d'apprendre à reconnaître ses sensations alimentaires pour mieux les respecter ; il s'agira de mieux tolérer ses émotions pour ne plus avoir à les calmer par des prises alimentaires ; il s'agira d'accepter ce corps qui fait qu'on est vivant.

Nous sommes là, certes, pour faire profiter les personnes en difficulté de notre expérience, mais nous ne sommes pas en mesure de faire ce travail à leur place. Si bien que si, d'aventure, tout se passe bien, elles devront leur avancée à elles-mêmes, et posséderont alors les clés d'une démarche durable.

Notes

Chapitre 1
Une méthode « unique au monde » : l'imposture

1. « Analyse personnelle de votre poids », Coaching Pierre Dukan, reçu le 27 février 2012.

2. Dukan P., *Je ne sais pas maigrir*, *op. cit.*, p. 21.

3. Dukan P., *Lettre ouverte au futur président de la République*, *op. cit.*, 2012, p. 75.

4. Dukan P., *Je ne sais pas maigrir*, *op. cit.*, p. 15.

5. *Ibid.*, p. 25.

6. *Ibid.*, p. 72-73.

7. *Ibid.*, p. 93.

8. *Ibid.*, p. 66.

9. *Ibid.*, p. 72.

10. *Ibid.*, p. 109.

11. *Ibid.*, p. 120.

12. *Ibid.*, p. 120-121.

13. Nous verrons combien il est illusoire de vouloir atteindre un poids pour lequel on n'était pas programmé. Fût-ce pour le plus grand bien de notre santé. Quant aux convenances personnelles, elles risquent surtout de laisser à chacun la possibilité de légitimer la poursuite de ses efforts vers des objectifs intenables sur la durée.

14. Dukan P., *Je ne sais pas maigrir, op. cit.*, p. 122.
15. *Ibid.*, p. 124.
16. *Ibid.*, p. 127.
17. *Ibid.*, p. 153.
18. *Ibid.*, p. 155-156.
19. *Ibid.*, p. 165.
20. *Ibid.*, p. 166.
21. *Ibid.*, p. 177.
22. *Ibid.*, p. 163.
23. *Les Recettes Dukan, La Pâtisserie Dukan, L'Intégrale des recettes Dukan* aux éditions Flammarion et J'ai lu.
24. Dukan P., *Je ne sais pas maigrir, op. cit.*, p. 128.
25. Dukan P., *Lettre ouverte au futur président de la République, op. cit.*, p. 151.
26. http://www.marianne2.fr/Dukan-devra-expliquer-ses-prescriptions-de-Mediator-au-Conseil-de-discipline_a219890.html.
27. Dukan P., *Lettre ouverte au futur président de la République, op. cit.*, p. 28.
28. *Ibid.*, p. 166.
29. Dukan P., *Je ne sais pas maigrir, op. cit.*, p. 67.
30. Dukan P., *Lettre ouverte au futur président de la République, op. cit.*, p. 157.
31. *Ibid.*, p. 147.
32. *Ibid.*, p. 73.

Chapitre 2
Le « juste poids » selon le docteur Dukan : le mensonge

1. Dukan P., *Je ne sais pas maigrir, op. cit.*, p. 135.
2. Dukan P., *Je ne sais pas maigrir,* Paris, Flammarion, 2000.
3. Dukan P., *Je ne sais pas maigrir,* Paris, J'ai Lu, 2011, p. 135.
4. Dukan P., *Je ne sais pas maigrir, op. cit.*
5. *Ibid.*, p. 201.
6. *Ibid.*, p. 135.
7. *Ibid.*, p. 260.

8. Le neurophysiologiste Jean-Didier Vincent a désigné cette « volonté » de notre organisme à maintenir ses normes comme une « névrose du normal » (*Biologie des passions*, Paris, Odile Jacob, 1986).

9. Dukan P., *Je ne sais pas maigrir, op. cit.*, p. 259-260.

10. *Ibid.*, p. 260.

11. www.gros.org.

Chapitre 3
Une méthode dangereuse pour le poids : l'ignorance

1. Dukan P., *Je ne sais pas maigrir, op. cit.*, p. 376.

2. *Ibid.*, p. 39.

3. *Ibid.*, p. 39.

4. *Ibid.*, p. 31.

5. L'alimentation moyenne des Français apporte 38 % de lipides.

6. Sacks F. M., Bray G. A., Carey V. J., Smith S. R., Ryan D. H., Anton S. D., McManus K., Champagne C. M., Bishop L. M., Laranjo N., Leboff M. S., Rood J. C., de Jonge L., Greenway F. L., Loria C. M., Obarzanek E., Williamson D. A., « Comparison of weight-loss diets with different compositions of fat, protein, and carbohydrates », *New England J. Med.*, 2009, vol. 360, 9, p. 859-873.

7. http://bigbrowser.blog.lemonde.fr/2010/11/09/anti-dukan-des-chips-et-des-oreo-pour-le-regime-cnn/.

8. Dukan P., *Lettre ouverte au futur président de la République, op. cit.*, p. 78.

9. Dukan P., *Je ne sais pas maigrir, op. cit.*, p. 34.

10. *Ibid.*, p. 45.

11. *Ibid.*, p. 34.

12. *Ibid.*, p. 33.

13. Avis de l'Agence française de sécurité sanitaire des aliments (AFSSA), relatif à l'actualisation des apports nutritionnels conseillés pour les acides gras (saisine n° 2006-SA-0359, 2010).

14. Dukan P., *Lettre ouverte au futur président de la République, op. cit.*, p. 37.

15. *Ibid.*, p. 40.
16. *Ibid.*, p. 41.
17. Dukan P., *Je ne sais pas maigrir, op. cit*, p. 29.
18. L'étude NutriNet-Santé étudie le comportement alimentaire de 223 000 volontaires.
19. Dukan P., *Lettre ouverte au futur président de la République, op. cit.*, p. 84-91.
20. *Ibid.*, p. 120.

Chapitre 4
Une méthode dangereuse pour chacun d'entre vous : l'incompétence

1. Dukan P., *Je ne sais pas maigrir, op. cit.*, p. 375-376.
2. *Ibid.*, p. 39.
3. Dukan P., *Lettre ouverte au futur président de la République, op. cit.*, p. 120.
4. Dukan P., *Je ne sais pas maigrir, op. cit.*, p. 66.
5. I*bid.*, p. 211.
6. *Ibid.*, p. 150-154.
7. *Ibid.*, p. 154-156.
8. *Ibid.*, p. 165.
9. Dukan P., *Lettre ouverte au futur président de la République, op. cit.*, p. 56.
10. Dukan P., *Je ne sais pas maigrir, op. cit.*, p. 69.
11. *Ibid.*, p. 22.
12. *Ibid.*, p. 67.
13. *Ibid.*, p. 22
14. *Ibid.*, p. 69.
15. Dukan P., *Lettre ouverte au futur président de la République, op. cit.*, p. 120.

Chapitre 5
Le racisme antigros

1. Poulain J.-P., « La lutte contre la stigmatisation des sujets en surpoids : une voie de prévention contre l'obésité », *in* Jean-Philippe Zermati, Gérard Apfeldorfer, Bernard Waysfeld (dir.), *Traiter l'obésité et le surpoids*, Paris, Odile Jacob, 2011.

2. Dukan P., *Lettre ouverte au futur président de la République, op. cit.*, p. 50.

3. *Ibid.*, p. 180.

4. *Ibid.*, p. 50-51.

5. *Ibid.*, p. 35.

6. *Ibid.*, p. 180.

7. *Ibid.*, p. 36.

8. *Ibid.*, p. 160.

9. *Ibid.*, p. 160-161.

10. Dukan P., *Je ne sais pas maigrir, op. cit.*, p. 18.

11. *Ibid.*, p. 20.

12. *Ibid.*, p. 69.

13. *Ibid.*, p. 18.

14. Dukan P., *Lettre ouverte au futur président de la République, op. cit.*, p. 189.

15. Goffman E., *Stigma : Notes on the management of spoiled identity*, Englewood Cliffs, 1963. Traduction française : *Stigmates. Les usages sociaux des handicaps*, Paris, Minuit, 1975.

16. « Obèses : à qui la faute ? », Christophe Barbier, éditorial, *L'Express*, 20 janvier 2010. http://www.lexpress.fr/actualite/societe/obeses-a-qui-la-faute_843362.html.

17. Cahnman W. J., « The stigma of obesity », *Sociological Quarterly*, 1968, 9, 3, p. 283-299.

18. Dukan P., *Lettre ouverte au futur président de la République, op. cit.*, p. 24.

Chapitre 6
L'utopie du docteur Dukan

1. Dukan P., *Lettre ouverte au futur président de la République, op. cit.*, p. 24.

2. *Ibid.*, p. 100.

3. Apfeldorfer G., Zermati J.-P., *Dictature des régimes : attention !*, Paris, Odile Jacob, 2006.

4. *Ibid.*

5. Dukan P., *Lettre ouverte au futur Président de la République, op. cit.*, p. 173.

6. *Ibid.*, p. 173-174.

7. *Ibid.*, p. 174.

8. *Ibid.*, p. 174.

9. *Ibid.*, p. 174.

10. *Ibid.*, p. 174-175.

11. Apfeldorfer G., Zermati J.-P., *Dictature des régimes : attention !, op. cit.*, et, plus récemment, Jean-Philippe Zermati, Gérard Apfeldorfer et Bernard Waysfeld (dir.), *Traiter l'obésité et le surpoids, op. cit.*

12. Voir à ce sujet le modèle de la persistance de la détresse émotionnelle selon Barlow et Allen, 2007.

13. http://www.lexpress.fr/actualite/societe/dukan-ne-pas-confondre-maigrir-et-guerir-du-surpoids_898834.html.

14. Dukan P., *Je ne sais pas maigrir, op. cit.*, p. 93.

Chapitre 7
Avons-nous besoin d'un diéto-gourou ?

1. Banting W., *Letters on the Corpulence Adressed to the Public,* Londres, 1864.

2. Dukan P., *Je ne sais pas maigrir, op. cit.*, p. 12.

3. *Ibid.*, p. 18.

4. *Ibid.*, p. 15.

5. *Ibid.*, p. 16.

6. *Ibid.*, p. 18.

7. *Ibid.*, p. 20.

8. Dukan P., *Lettre ouverte au futur président de la République, op. cit.*, p. 11.

9. *Ibid.*, p. 24.

10. *Ibid.*, p. 100.

11. *Ibid.*, p. 137.

12. *Ibid.*, p. 145-146.

13. *Ibid.*, p. 155.

14. *Ibid.*, p. 163.

15. *Ibid.*, p. 162-163.

16. *Ibid.*, p. 148.

17. *Ibid.*, p. 200.

18. La presse ne semble avoir retenu du dernier livre du docteur Dukan que cette fameuse « option obésité » au baccalauréat, comme si c'était là la seule mesure conduisant à la discrimination et la stigmatisation des personnes en surpoids. Voilà qui nous a laissés bien perplexes.

19. Dukan P., *Lettre ouverte au futur président de la République, op. cit.*, p. 179-180.

20. *Ibid.*, p. 160.

21. *Ibid.*, p. 168-169.

22. *Ibid.*, p. 171.

23. *Ibid.*, p. 164.

24. Magazine *Capital* sur M6 du 14 mars 2010.

Références bibliographiques

Les arguments développés dans l'ouvrage sont étayés par de nombreuses références de nature scientifique, ou provenant d'organismes officiels. Le lecteur intéressé pourra utilement se référer à :

Chapitre 1
Une méthode « unique au monde » : l'imposture

Creff A.-F., Herschberg AD., *Obésité*, Paris, Masson, 1979.

Dukan P., *Je ne sais pas maigrir,* Paris, Flammarion, 2000, J'ai Lu, 2011.

Dukan P., *Lettre ouverte au futur président de la République*, Paris, Le Cherche Midi, 2012.

Chapitre 2
Le « juste poids » selon le docteur Dukan : le mensonge

Adolph E. F., « Urges to eat and drink in rats », *Am. J. Physio.*, 1947, 151, p. 110-125.

Ailhaud G., « L'adipocyte, cellule sécrétrice et endocrine », *Med. Sci.,* 1998, 14, p. 858-864.

Ailhaud G. *et al.*, « Temporal changes in dietary fats : Role of n-6 fatty acids in excessive adipose tissue development and relationship to obesity », *Progr. in Lip. Res.*, 2006.

Barch G., « Genetics of body weight régulation », *Nature*, 2000, 404, p. 644-651.

Basdevant A., « Définitions et classification des obésités », *in* Basdevant A., Guy-Grand B. (dir.), *Médecine de l'obésité*, Paris, Flammarion, 2004.

Belisle F., « Le comportement alimentaire humain », *Approches scientifiques*, Institut Danone, 1998.

Campfield L. A., Smith F. J., Guisez J. *et al.*, « Recombinant mouse ob protein : evidence of a peripheral signal linking adiposity and central neural network », *Science,* 1995, 269, p. 546-549.

Clément K., « Déterminants génétiques de l'obésité humaine », *in* Basdevant A., Guy-Grand B. (dir.), *Médecine de l'obésité*, Paris, Flammarion, 2004.

Dukan P., *Je ne sais pas maigrir,* Paris, Flammarion, 2000 ; réédition, Paris, J'ai Lu, 2011.

Fantino M., « Contrôle physiologique de la prise alimentaire », *in* Basdevant A., Laville M., Lerebours E., *Traité de nutrition clinique de l'adulte*, Paris, Flammarion, 2001.

Fantino M., « Plaisir alimentaire et régulation énergétique », *in* Zermati J.-P., Apfeldorfer G., Waysfeld B. (dir.), *Traiter l'obésité et le surpoids*, Paris, Odile Jacob, 2010.

Gregoire F. M. , Smas C. M., Sul H. S., « Understanding adipocyte différentiation », *Physio. Rev.*, 1998, 78, p. 783-809.

Hallas L. J., Gajiwala K., Maffei M. *et al.*, « Weight-reducing effects of the plasma protein encoded by the obese gene », *Science,* 1995, 269, p. 543-546.

Keesey R. E., Hirvonen M. D., « Body weight set-point : determination and adjustment », *J. Nutr.,* 1997, 127, 1875S-1883S.

Lecerf J.-M., *Poids et obésité*, Paris, Éditions John Libbey Eurotext, 2001.

OMS, *Obésité : prévention et prise en charge de l'épidémie mondiale*, série de rapport technique, 894, Genève, 2003.

Orsini J.-C., *Neurobiologie du comportement alimentaire*, Éditions scientifiques Gordon Breach, 2003.

Vincent J.-D., *Biologie des passions*, Paris, Odile Jacob, 1986.

Zermati J.-P., *Maigrir sans regrossir, est-ce possible ?,* Paris, Odile Jacob, 2009.

Zheng H., Lenard N. R., Shin A. C., Berthoud H. R., « Appetite control and energy balance regulation in the modern world : Reward-driven brain overrides repletion signals », *Int. J. Obes.*, Londres, 2009.

Chapitre 3
Une méthode dangereuse pour le poids : l'ignorance

Ailhaud G., Hauner H., « Development of white adipose tissue », *in* Bray A.-G., Bouchard C. (éd.), *Handbook of Obesity : Etiology and Pathophysiology*, New York, Marcel Dekker Inc., 2004, seconde édition, chapitre 17, p. 481-514.

Anderson J. W., Konz E. C., Frederich R. C., Wood C. L., « Long-term weight-loss maintenance : A meta-analysis of US studies », *Am. J. Clin. Nutr.,* 2001, 74, p. 579-584.

ANSES, *Évaluation des risques liés aux pratiques alimentaires d'amaigrissement*, rapport d'expertise collective, novembre 2010.

Baarclay A. W., Brand-Miller J., « The Australian paradox : A substantial decline in sugar intake over the same timeframe that overweight and obesity have increased », *Nutrients*, avril 2011, 3 (4), p. 491-504.

Bergouignan A., Blanc S., Simon C., « Calories et obésité : quantité ou qualité », *Cah. nut. diét.,* 2010, 45, p. 155-216.

Carper J. L., Fisher J. O., Birch L. L., « Young girls'emerging dietary restraint and disinhibition are related to parental control in child feeding », *Appetite,* 2000, vol. 35, n° 2, p. 121-129.

Dukan P., *Lettre ouverte au futur président de la République*, Paris, Le Cherche Midi, 2012.

Field A. E., Austin S. B., Taymor C. B., Malspeis S., Rosner C. B., Rockett H. R., Gillman M. W., Colditz G. A., « Relation between dieting and weight change among preadolescents and adolescents », *Pediatrics*, octobre 2003, vol. 112, n° 4, p. 900-906.

Golay A., Allaz A. F., Morel Y., De Tonnac N., Tankovs S., Reaven G., « Similar weight loss with low or high-carbohydrate diets », *Am. J. Clin. Nutr.*, 1996, 63, p. 174-178.

Heini A., Weinsier R., « Divergent trends in obesity and fat intake patterns : The American paradox », *The American Journal of Medecine*, 1997, vol. 102, n° 3, p. 259-264.

Jeffery A. N., « Earlybird diabetes study », communication au 43e congrès EASD, 2007.

Oppert J. M., « Adaptation à la suralimentation chez l'homme », *Cah. nut. diét.*, 2001, 36, 1.

Phelan S., O Hill J., Dibello J. R., Wing R. R., « Recovery from relapse among successful weight maintainer », *Am. J. clin. Nutr.*, 2003, 78, p. 1079-1084.

Sacks F. M., Bray G. A., Carey V. J., Smith S. R., Ryan D. H., Anton S. D., McManus K., Champagne C. M., Bishop L. M., Laranjo N., Leboff M. S., Rood J. C., de Jonge L., Greenway F. L., Loria C. M., Obarzanek E., Williamson D. A., « Comparison of weight-loss diets with different compositions of fat, protein, and carbohydrates », *New England J. Med.*, 2009, 9, vol. 360, p. 859-873.

Shah M., McGovern P., French S., Baxter J., « Comparison of a low-fat ad libitum complex-carbohydrate diet with a low-energy diet in moderately obese women », *Am. J. Clin. Nutr.*, 1994, 59, p. 980-984.

Simon C., « Alimentation et obésité », *in* Basdevant A., Riquier D., *Pour une approche scientifique de l'obésité*, Issy-les-Moulineaux, Annales de l'Institut Pasteur, Éditions scientifiques et médicales Elsevier SAS, 2003.

Internet

http://bigbrowser.blog.lemonde.fr/2010/11/09/anti-dukan-des-chips-et-des-oreo-pour-le-regime-cnn/.

Chapitre 4

Une méthode dangereuse pour chacun d'entre vous : l'incompétence

Apfel R. J., Sifneos P. E., « Alexithymia : Concept and measurement », *Psychother. Psychosom.*, 1979, 32 (1-4), p. 180-190.

Apfeldorfer G., Zermati J.-P., « La restriction cognitive face à l'obésité, histoire des idées, description clinique », *La Presse médicale*, 2001, 30, 32, p. 1575-1580.

Apfeldorfer G., Zermati J.-P., « Les régimes amaigrissants sont un trouble du comportement alimentaire », *Réalités en nutrition*, décembre 2007, n° 6, p. 6-11.

Apfeldorfer G., Zermati J.-P., « Traitement de la restriction cognitive », *in* Zermati J.-P., Apfeldorfer G., Waysfeld B. (dir.), *Traiter l'obésité et le surpoids*, Paris, Odile Jacob, 2010.

Basdevant A., « Sémiologie et clinique de la restriction alimentaire », *Cah. nutr. diét.*, 1998, 33, 4.

Bellisle F., Rolland-Cachera M. F., Deheeger M., Preziosi P., Hercberg S., « Intake of "low-fat" foods in a representative sample of the Paris area : Anthropometric, nutritional and socio-demographic correlates », *J. Hum. Nutr. Diet.*, 1994, 7, p. 335-346.

Bennett W. I., « Dietary treatments of obesity », *in* Wurtman R. J., Wurtman J. J. (éd.), *Human Obesity*, New York, The New York Academy of Sciences, 1987, p. 250-263.

Birch L. L., Deysher M., « Conditioned and unconditioned caloric compensation : Evidence for self regulation of food intake in young children », *Learn Motiv.*, 1985, 16, p. 341-355.

Birch L. L., Deysher M., « Caloric compensation and sensory specific satiety : Evidence for self regulation of food intake by young children », *Appetite*, 1986, 7, p. 323-331.

Bruch H., « Transformation of oral impulses in eating disorders : A conceptual approach », *Psych. Quarterly*, 1961, 35, p. 458-481.

Bruch H., *Les Yeux et le Ventre. L'obèse, l'anorexique*, Payot, Paris, 1984.

Cabanac M., « Physiological role of pleasure », *Science*, 1971, 173, p. 1103-1107.

Ciliska D., « Is dieting the answer ? », in *Beyond Dieting, Psychoeducational Interventions for Chronically Obese Women : A Non-Dieting Approach*, New York, Brunner/Mazel, 1990, p. 3-19.

Cools J., Schotte D. E., McNally R., « Emotional arousal and overeating in restrained eaters », *J. Abnorm. Psychol.*, 1992, 101, p. 348-351.

Craighead L. W., Allen H. N., « Appetite awareness training : A cognitive behavioral intervention for binge eating », *Cognitive and Behav. Practice*, 1995, 2, p. 249-270.

Enquête Louis Harris-*Santé Magazine*, Paris, 2002.

Étude ObEpi, 2003, réalisée pour l'Institut Roche en collaboration avec l'Inserm par la Sofres.

Fairburn C. G., Wilson G. T. (éd.), New York, *Binge Eating, Nature, Assessment and Treatment*, Guilford Press, 1993.

Foreyt J. P., « Issues in the assessment and treatment of obesity », *J. Consult. Clin. Psychol.*, 1987, 55, p. 677- 684.

Foster G D., Wadden T. A., Kendall P. C., Stunkard A. J., Vogt R. A., « Psychological effects of weight loss and regain : A prospective evaluation », *J. Consult. Clin. Psychol.*, 1996, 64, 4, p. 752-757.

Garner D. A., Wooley S. C., « Confronting the failure of behavioral and dietary treatments for obesity », *Clin. Psychol. Rev.*, 1991, 11, p. 729-780.

Golay A., Morel Y., Lehmann T., Schutz Y., « Fluctuations pondérales et régimes alimentaires », *Cah. nutr. diét.*, 29, 2, 1994.

Goodrick G. K., Foreyt J. P., « Why treatments for obesity don't last », *J. Am. Diet. Assoc.*, 1991, 91 (10), p. 1243-1247.

Hartley P., « Does health education promote eating disorders ? », *Europ. Eating Disorders Rev.*, 1996, 4, 3-11.

Heatherton T. F., Baumeister R. F., « Binge eating as escape from self-awareness », *Psychol. Bulletin*, 1991, 110 (1), p. 86-108.

Heatherton T. F., Herman C. P., Polivy J., « Effects of physical threat and ego threat on eating behavior », *J. Pers. Soc. Psychol.*, 1991, 60, p. 138-143.

Herman C. P., Mack D., « Restrained and unrestrained eating », *J. Pers.*, 1975, 43, p. 647-660.

Herman C. P., Polivy J., « Anxiety, restraint and eating behavior », *J. of Abnormal Psychol.*, 1975, vol. 84, n° 6, p. 666-672.

Herman C. P., Polivy J., « Restrained eating », *in* Stunkard A. J. (éd.), *Obesity*, Philadelphie, WM Saunders, 1980, p. 208-225.

Herman C. P., Polivy J., Esses V. M., « The illusion of counter-regulation », *Appetite*, 1987, 9, p. 161-169.

Kensinger G. J., Murtaugh M. A., Reichmann S. K., Tangney C. C., « Psychological symptoms are greater among weight cycling women with severe binge eating behavior », *J. Am. Diet. Assoc.*, 1998, 98, 8, p. 863-868.

Kirschenbaum D. S., Fitzgibbon M. L., « Controversy about the treatment of obesity : Criticisms or challenges ? », *Behavior Therapy*, numéro spécial *Body Dissatisfaction, Binge Eating, and Dieting as Interlocking Issues in Eating Disorders Research*, hiver 1995, vol. 2.

Legorreta G., Bull R. H., Kiely M. C., « Alexithymia and symbolic function in the obese », *Psychother. Psychosom.*, 1988, 50, 2, p. 88-94.

Lestradet H., Dartois A. M., « L'alimentation spontanée de l'enfant », *Cah. nutr. diét.*, 1992, 27, p. 42-49.

Levine S., Weinberg J., Brett L. P., « Inhibition of pituitary-adrenal activity as a consequence of consummatory behavior », *Psychoneuroendocrinology*, 1979, 4, p. 275-286.

Lowe M. R., « The effects of dieting on eating behaviour : A three-factor model », *Psychol. Bull.*, 1993, 114 (1), p. 100-121.

Marty P., M'uzan M. de, « La pensée opératoire », *Revue française de psychanalyse*, 1963, 27, p. 345-356.

Match M., « The pleasure of eating : A qualitative analysis », *Journal of Hapiness Studies*, 2005, 6, p. 137-160.

Mattes R. D., « Effects of aspartame and sucrose on hunger and energy intake in humans », *Physiol. Behav.*, 1990, 47, p. 1037-1044.

Morley J. E., Levine A. S., Rowland N. E., « Stress induced eating », *Life Sciences*, 1983, 32, p. 2169-2182.

Nemiah J. C., « Alexithymia. Theoretical considerations », *Psychother. Psychosom.*, 1977, 28, 1-4, p. 199-206.

Nisbett R. E., « Hunger, obesity and the ventromedial hypothalamus », *Psychol. Rev.*, 1972, 79, p. 433-453.

Polivy J., « Psychological consequences of food restriction », *J. of American Diet. Ass.*, 1996, 96, 6, p. 589-592.

Polivy J., Herman C. P., « The effects of alcohol on eating behavior : Influences of mood and perceived intoxication », *J. Abnorm. Psychol.*, 1976, 85, p. 601-606.

Polivy J., Herman C. P., « Dieting and its relation to eating disorders », *in* Brownell K. D., Fairburn C. G. (éd.), *Eating Disorders and Obesity*, New York, Guilford Press, 1995, p. 83-86.

Poulain J.-P., « L'obésité et les statuts socio-économiques », *Sociologie de l'alimentation*, Paris, PUF, 2002.

Rodin J., *Body Traps*, New York, Morrow, 1992.

Rodin J., Schank D., Striegel-Moore R., « Psychological features of obesity », *Medical Clinics of North America*, 1989, vol. 73, n° 1, 47-66.

Rolls B. J., Kim-Harris S., Fischman M. W., Foltin R. W., Moran T. H., Stoner S. A., « Satiety after preloads with differents amounts of fat and carbohydrate : Implication for obesity », *Am. J. Clin. Nutr.*, 1994, 60, p. 476-487.

Romon M., « La restriction cognitive : un nouveau standard alimentaire », *Rev. prat*, 2000, 50, p. 495-497.

Schachter S., Rodin J., *Obese Humans and Rats*, Washington DC, Erlbaum/Wiley, 1974.

Sims E. A., Danforth E. Jr, Horton E. S., « Endocrine and metabolic effects of experimental obesity in man, recent progress of experimental obesity in men », *Recent Progress in Hormone Research*, 1973, 29, p. 457-496.

Spencer J. A., Fremouth W. J., « Binge eating as a function of restraint and meight classification », *J. Abnorm. Psychol.*, 1979, 88, p. 262-267.

Striegel-Moore R. H., Silberstein L. R., Rodin J., « Toward an understanding of risk factors for bulimia », *Am. Psychol.*, 1986, 41, p. 246-263.

Stunkard A. J., McLaren-Hume M., « The results of treatment for obesity », *Archives of Internal Medicine*, 1959, 103, p. 79-85.

Stunkard A. J., Wadden T. A., « Psychological aspects of severe obesity », *Am. J. Clin. Nutr.*, 1992, 55, 524S-32S.

Treasure J., « Comments on some theoretical considerations : Dietary restraint to binge eating », *Appetite*, 1990, 14, p. 131-132.

Wadden T. A., Stunkard A. J., « Psychopathology and obesity », *Ann. NY Acad. Sciences*, 1987, 499, p. 55-65.

Wilson G. T., « Binge eating and addictive disorders », *in* Fairburn C. G., Wilson G. T. (éd.), *Binge Eating, Nature, Assessment and Treatment*, New York, Guilford Press, 1993, p. 97-120.

Wilson G. T., « Behavioral treatment of obesity : Thirty years and counting », *Advances in Behaviour Research and Therapy*, mars 1994, vol. 16 (1), p. 31-75.

Wooley S. C., Garner D. M., « Obesity treatment : The high cost of false hope », *J. of Am. Dietetic Association.*, 1991, 91, 10, p. 1248-1251.

Wooley S. C., Garner D. M., « Dietary treatments for obesity are ineffective », *British Medical Journal*, 309, septembre 1994, p. 655-656.

Zermati J.-P., « Une approche psychosensorielle de l'obésité et des troubles du comportement alimentaire », *J. thérapie comportementale et cognitive*, 2000, 10, 4, p. 124-128.

Zermati J.-P., « Le trouble du réconfort », communication au 5e Congrès du GROS, décembre 2007. http://www.gros.org/gros/05rencontres.php#S2P6.

Zermati J.-P., « Comment sortir de la restriction cognitive ? », *Médecine et nutrition,* 2009, vol. 45, n° 4.

Zermati J.-P., Apfeldorfer G., « Clinical description of cognitive restraint and its practical consequences », *in* Ling P. R., *Trends in Obesity Research*, Nova Biomedical Books, 2004, p. 179-210.

Zermati J.-P, Apfeldorfer G., « La restriction cognitive », *in* Zermati J.-P., Apfeldorfer G., Waysfeld B. (dir.), *Traiter l'obésité et le surpoids*, Paris, Odile Jacob, 2010.

Chapitre 5
Le racisme antigros

Ali MM., Fang H., Rizzo J. A., « Body weight, self-perception and mental health outcomes among adolescents », *J. Ment. Health Policy Econ.,* 2010, 13 (2), p. 53-63.

Ata R. N., Thompson J. K., « Weight bias in the media : A review of recent research », *Obes. Facts*, 2010, 3 (1), p. 41-46.

Barbier C., « Obèses : à qui la faute ? », éditorial, *L'Express,* 20 janvier 2010. http://www.lexpress.fr/actualite/societe/obeses-a-qui-la-faute_843362.html.

Beaufort I. de, Vandamme S., « "No willpower required". The slimming industry and the right to sell dreams », *Med. Law*, 2008, 27 (1), p. 215-228.

Cahnman W. J., « The stigma of obesity », *Sociological Quarterly,* 1968, 9, 3, p. 283-299.

Chang C. T., Chang K. H., Cheah W. L., « Adults' perceptions of being overweight or obese : A focus group study », *Asia Pac. J. Clin. Nutr.*, 2009, 18 (2), p. 257-264.

Chang C. T., Chang K. H., Cheah W. L., Chen E. Y., Brown M., « Obesity stigma in sexual relationships », *Obes. Res.*, 2005, 13 (8), p. 1393-1397.

Ciao A. C., Latner J. D., « Reducing obesity stigma : The effectiveness of cognitive dissonance and sociale consensus interventions », *Obesity* (Silver Spring), 2011, 19 (9), p. 1768-1774.

Friedman K. E., Reichmann S. K., Costanzo P. R., Zelli A., Ashmore J. A., Musante G. J., « Weight stigmatization and ideological beliefs : Relation to psychological functioning in obese adults », *Obes. Res.*, 2005, 13 (5), p. 907-916.

Goffman E., *Stigma : Notes on the Management of Spoiled Identity*, Englewood Cliffs, 1963. Traduction française : *Stigmates. Les usages sociaux des handicaps,* Paris, Minuit, 1975.

Herpertz S., « Obesity is more than an eating disorder : The multidimensional perspective of a pandemia », *Z Psychosom. Med. Psychother.*, 2008, 54 (1), p. 4-31.

Hilbert A., Rief W., Braehler E., « Stigmatizing attitudes toward obesity in a representative population-based sample », *Obesity* (Silver Spring), 2008, 16 (7), p. 1529-1534.

MacLean L., Edwards N., Garrard M., Sims-Jones N., Clinton K., Ashley L., « Obesity, stigma and public health planning », *Health Promot. Int.*, 2009, 24 (1), p. 88-93

Pequet S., *Obésité, les normes en question*, Bruxelles, P. Trefois Éditeur, Service éducation permanente Question santé http://www.questionsante.be/outils/obesite.pdf.

Poulain J.-P., « La lutte contre la stigmatisation des sujets en surpoids : une voie de prévention contre l'obésité », *in* Zermati J.-P., Apfeldorfer G., Waysfeld B. (dir.), *Traiter l'obésité et le surpoids*, Paris, Odile Jacob, 2011.

Puhl R. M., Heuer C. A., « Obesity stigma : Important considerations for public health », *American Journal of Public Health*, juin 2010, 100 (6), p. 1019-1028.

Puhl R. M., Moss-Racusin C. A., Schwartz M. B., « Internalization of weight bias : Implications for binge eating and emotional well-being », *Obesity* (Silver Spring), 2007, 15 (1), p. 19-23.

Puhl R. M., Moss-Racusin C. A., Schwartz M. B., Brownell K. D., « Weight stigmatization and bias reduction : Perspectives of overweight and obese adults », *Health Education Research*, 2008, vol. 23, n° 2, p. 347-358.

Rogge M. M., Greenwald M., Golden A., « Obesity, stigma, and civilized oppression », *ANS Adv Nurs Sci*, 2004, 27 (4), p. 301-315.

Ross K. M., Shivy V. A., Mazzeo S. E., « Ambiguity and judgments of obese individuals : No news could be bad news », *Eat Behav.*, 2009, 10 (3), p. 152-156.

Sikorski C., Luppa M., Kaiser M., Glaesmer H., Schomerus G., König H. H., Riedel-Heller S. G., « The stigma of obesity in the general public and its implications for public health : A systematic review », *BMC Public Health*, 2011, 11, p. 661.

Tibere L., Poulain J.-P., Pacheco da Costa Proenca R., Jeannot S., « Adolescents obèses face à la stigmatisation », *Obes.*, 2007, 2, p. 173-181.

Visram S., Crosland A., Cording H., « Triggers for weight gain and loss among participants in a primary care-based intervention », *Br. J. Community Nurs.*, 2009, 14 (11), p. 495-501.

Wardle J., Cooke L., « The impact of obesity on psychological well-being », *Best Pract. Res. Clin. Endocrinol. Metab.*, 2005, 19 (3), p. 421-440.

Warschburger P., « The unhappy obese child », *Int. J. Obes. (Lond.)*, 2005, 29, suppl. 2, S127-9.

Chapitre 6
L'utopie du docteur Dukan

Apfeldorfer G., Zermati J.-P., *Dictature des régimes. Attention !*, Paris, Odile Jacob, 2006.

Dilas-Rocherieux Y., *L'Utopie ou la Mémoire du futur. De Thomas More à Lénine,* Paris, Pocket, 2007.

Fromm E., *L'Homme et son utopie,* Paris, Desclée de Brouwer, 2001.

Huxley A., *Retour au meilleur des mondes,* Paris, Pocket, 2006.

Maslow A. H., *Vers une psychologie de l'Être,* Paris, Fayard, 1972.

Maslow A. H., *Devenir le meilleur de soi-même. Besoins fondamentaux, motivation et personnalité,* Paris, Eyrolles, 2008.

Miller F. P., Vandome A. F., McBrewster J. (dir.), *Pyramide des besoins de Maslow,* Alphascript Publishing, 2010.

More T., *L'Utopie,* Paris, J'ai Lu, 2003 (première édition en latin en 1516).

« Regards sur l'utopie », *Europe,* mai 2011, n° 985.

Servier J., *Histoire de l'utopie,* Paris, Gallimard, 1991.

Yang K. S., « Beyond Maslow's culture-bound linear theory : A preliminary statement of the double-Y model of basic human needs », *Nebr. Symp. Motiv.*, 2003, 49, p. 175-255.

Chapitre 7
Avons-nous besoin d'un diéto-gourou ?

Abgrall J.-M., *La Mécanique des sectes,* Paris, Payot 1996 ; 2002.

Almeida F. d', *La Manipulation,* Presses universitaires de France, « Que sais-je ? », 2005.

Apfeldorfer G., « Maigrir comme acte magique », *Cahiers de l'OCHA,* Paris, Cidil, 1996, n° 5, p. 76-85.

Apfeldorfer G., *Maigrir, c'est fou !* Paris, Odile Jacob, 2000.

Atkins R. C., *La Révolution diététique du Dr Atkins,* Paris, Buchet-Chastel, 1975.

Banting W., *Letters on the Corpulence Adressed to the Public,* Londres, 1864.

Bleuze F., *Ils vous manipulent, percez-les à jour,* Paris, Trajectoire Éditions, 2005.

Bourin G.-X., *Contribution à l'étude du délit de manipulation mentale préjudiciable,* Aix-en-Provence/Marseille, Presses universitaires d'Aix-Marseille, 2005.

Breton P., *La Parole manipulée,* Paris, La Découverte, 2004.

Brown P. J. Konner M., « An anthropological perspective on obesity », *Annals of the New York Academy of Sciences,* 1987, 499, p. 29-46.

Chalvin D., *Du bon usage de la manipulation. Les ressorts cachés de la communication d'influence,* Paris, ESF Éditeur, 2006, 4e édition.

Cialdini R., *Influence et manipulation. Comprendre et maîtriser les mécanismes et les techniques de persuasion*, Paris, First, 2006.

Esquerre A., *La Manipulation mentale. Sociologie des sectes en France*, Paris, Fayard, 2009.

Girandola F., « Psychologie de la persuasion et de l'engagement », Besançon, Presses universitaires de Franche-Comté, 2003.

Guéguen N., *100 petites expériences en psychologie du consommateur. Pour mieux comprendre comment on vous influence,* Paris, Dunod, 2005.

Joule R.-V., Beauvois J.-L., *Petit Traité de manipulation à l'usage des honnêtes gens,* Grenoble, Presses universitaires de Grenoble, 1987.

Milgram S., « Behavioral study of obedience », *Journal of Abnormal and Social Psychology*, 1963, vol. 67, p. 371-378.

Milgram S., « If Hitler asked you to electrocute a stranger, would you ? », *Esquire,* février 1970, 73, p. 72-73.

Morin J.-P., *Sectarus. Le violeur de conscience,* Paris, Armand Colin, 1982.

Mucchielli A., *L'Art d'influencer. Analyse des techniques de manipulation,* Paris, Armand Colin, 2005.

Pelletier P., *Le Nectar et le Poison. Les gourous et les maîtres,* Paris, Médiaspaul, 1999.

Roy J.-Y., *Le Syndrome du berger. Essai sur les dogmatismes contemporains,* Québec, Boréal, 1998.

Schwartz H., *Never Satisfied. A cultural history of diets, fantasies and fat*, New York, Free Press, 1986.

POUR EN SAVOIR PLUS

www.no-regime.com : ce site est destiné à compléter et à enrichir l'ouvrage présent. Vous pourrez y exprimer vos points de vue personnels sur son forum.

www.linecoaching.com : site de coaching personnalisé, développé par les auteurs du livre pour obtenir un amaigrissement à partir d'un travail sur les sensations alimentaires et sur les émotions.

www.gros.org : Association selon la loi de 1901, regroupant des professionnels de santé spécialisés dans l'aide aux personnes en difficulté avec leur poids et leur comportement alimentaire.

Table

DES MÊMES AUTEURS
CHEZ ODILE JACOB

Gérard Apfeldorfer

Traiter l'obésité et le surpoids (sous la direction de Jean-Philippe Zermati, Gérard Apfeldorfer et Bernard Waysfeld), 2010.

Mangez en paix !, 2008.

Dictature des régimes. Attention ! (avec Jean-Philippe Zermati), 2006.

Maigrir, c'est dans la tête, 2004, nouvelle édition 2009.

Les Relations durables, 2004.

Maigrir, c'est fou, 2000.

Folie @ trois, 1999.

Jean-Philippe Zermati

Traiter l'obésité et le surpoids (sous la direction de Jean-Philippe Zermati, Gérard Apfeldorfer et Bernard Waysfeld), 2010.

Maigrir sans regrossir, est-ce possible ?, 2009.

Dictature des régimes. Attention ! (avec Gérard Apfeldorfer), 2006.

Maigrir sans régime, 2002 ; nouvelle édition 2011.

CET OUVRAGE A ÉTÉ TRANSCODÉ ET MIS EN PAGES
CHEZ NORD COMPO (VILLENEUVE-D'ASCQ)
ET ACHEVÉ D'IMPRIMER SUR ROTO-PAGE
PAR L'IMPRIMERIE FLOCH À MAYENNE
EN SEPTEMBRE 2012

N° d'impression : 83054
N° d'édition : 7381-2839-X
Dépôt légal : septembre 2012

Imprimé en France